A CURA EMOCIONAL

Gota a gota – Florais de Bach

William Camolesi Di Biasi

Do começo ao fim
Sempre
Mãe.

Obrigado
Este livro é para você, e por você!

A cura emocional não é uma solução rápida, mas sim uma jornada. E como qualquer jornada, começa com um único passo. Minha esperança é que este livro seja esse primeiro passo para muitas pessoas e que ele as guie em direção a uma vida de maior equilíbrio emocional, paz e bem-estar.

Ao compartilhar meus pensamentos com vocês, gostaria, antes de tudo, de fazer alguns esclarecimentos. Quando utilizo o termo "magia" neste livro, não estou me referindo ao sentido esotérico, mas sim ao que muitas vezes nos é escondido, simplesmente porque não estamos abertos a uma boa leitura do mundo. Outro fato que deve ser observado é que nas terapias holísticas nada é rápido e abrupto. Devemos sempre lembrar que vivemos em um mundo de urgências, onde tudo é para ontem, e quando sentimos desconforto ou dor, queremos uma solução imediata, que muitas vezes só conseguimos através da alopatia. O que devemos levar em conta é que a reprogramação energética leva um certo tempo, e ao contrário do que podemos ouvir por aí, tempo não é fé. Estar aberto a novas formas de tratamento nada tem a ver com ter fé em novos tratamentos, é apenas se abrir para a possibilidade de que mesmo demorando um pouco mais a solução está chegando.

Este é o meu conselho para quem se interessa por terapias holísticas: tenha paciência, um pouco de calma, e você alcançará seu objetivo. Sei que não é fácil, também já fiz parte desse movimento imediatista, às vezes ainda me vejo nele. Vivemos cercados por um mundo imenso, não é verdade, e também somos influenciados por ele.

Pensando assim, gostaria de compartilhar a história que ouvi quando menino e que ainda hoje me ajuda muito: "A Parábola do Cientista e da Criança: Como Consertar o Mundo". Por questões de direitos autorais, não vou reproduzir aqui, mas aconselho a leitura, mas "spoiler" basicamente a criança pega um recorte de um mapa onde tinha um homem nas costas. Sem

saber como era o mapa, ela vira a página e fixa o homem. E quando questionada sobre como resolveu o quebra-cabeça tão rapidamente, ela dá a resposta: "Quando consegui consertar o homem, virei a página e vi que tinha consertado o mundo". Desculpe por isso, mas eu avisei sobre o spoiler de antemão. Não sei a origem da história, ouvi quando criança, li algumas vezes, mas nunca conheci o autor.

E ainda a tempo, devemos notar a necessidade de não nos fecharmos ao que não conhecemos. A cura energética está se tornando mais amplamente aceita pela ciência, mas ainda é um território novo e desconhecido para muitos. Quando comecei minha jornada, era considerado por muitos como diferente, um pouco louco, e outros termos usados de forma nada gentil. Hoje vejo as mesmas pessoas buscando uma nova forma de viver, uma forma melhor de viver. Dê uma chance a esses tópicos. Leia, pergunte, pesquise, veja prós e contras e se optar por este caminho, tenha certeza que estará em boas mãos. Em nenhum momento te aconselho a abandonar o tratamento ocidental ou seu médico. Duvido que algum terapeuta lhe dê um conselho contrário.

Desejo-lhe sorte, harmonia e boa saúde em sua jornada.

INTRODUÇÃO

Ao me sentar para escrever esta introdução aos Florais de Bach, não posso deixar de sentir uma sensação de entusiasmo e admiração. Em que mundo lindo e mágico vivemos, onde os poderes curativos da natureza estão ao nosso alcance!

Nas páginas seguintes, exploraremos a fascinante história e filosofia por trás dos Florais de Bach. Vamos nos aprofundar no intrincado processo de criação desses remédios e aprender sobre os princípios da cura vibracional que sustentam sua eficácia.

Mas o mais importante, descobriremos como os Florais de Bach podem nos ajudar em nossa jornada rumo ao bem-estar emocional e físico. No mundo acelerado e muitas vezes opressor de hoje, é mais importante do que nunca encontrar maneiras de cuidar de nós mesmos, e os Florais de Bach oferecem uma abordagem suave e holística para alcançar o equilíbrio e a harmonia.

Esteja você lutando contra a ansiedade ou depressão, tristeza ou estresse, ou simplesmente procurando maneiras de melhorar sua vida diária, os Florais de Bach têm algo a oferecer. Com sua abordagem natural e não invasiva, eles são seguros e acessíveis para todos e podem ser facilmente integrados à sua rotina diária.

Então venha comigo nesta jornada de descoberta e vamos desbloquear o poder da natureza juntos. Vamos explorar as maravilhas dos Florais de Bach e descobrir a alegria e a cura que eles podem trazer para nossas vidas.

Breve História dos Florais de Bach

A história dos Florais de Bach é uma viagem fascinante que nos leva de volta ao início do século 20 e ao trabalho visionário do Dr. Edward Bach. Nascido em 1886 em Birmingham, Inglaterra, Dr. Bach foi um médico e homeopata altamente respeitado que dedicou sua vida a encontrar maneiras novas e inovadoras de curar seus pacientes.

Foi durante seu tempo trabalhando em um hospital de Londres que Dr. Bach começou a notar uma ligação entre os estados emocionais de seus pacientes e sua saúde física. Ele acreditava que os desequilíbrios emocionais e o estresse eram os principais fatores contribuintes para muitas doenças e que, ao abordar esses problemas subjacentes, ele poderia ajudar seus pacientes a alcançar níveis mais altos de saúde e bem-estar.

Inspirado pela beleza natural do campo inglês, Dr. Bach começou a explorar as propriedades curativas das flores e plantas. Ele acreditava que cada planta tinha uma energia e vibração únicas, que poderiam ser aproveitadas para ajudar a restaurar o equilíbrio da mente e do corpo.

Ao longo de muitos anos, o Dr. Bach desenvolveu um sistema de 38 remédios florais, cada um projetado para tratar de um estado ou problema emocional específico. Ele acreditava que, ao trabalhar com esses remédios, os pacientes poderiam acessar suas habilidades inatas de cura e superar até mesmo os desafios físicos e emocionais mais teimosos.

Hoje, o legado do trabalho do Dr. Bach continua vivo e seus remédios são usados por milhões de pessoas em todo o mundo. A popularidade dos Florais de Bach só cresceu nos últimos anos, à medida que mais e mais pessoas buscam abordagens naturais e holísticas para a saúde e o bem-estar.

À medida que nos aprofundamos no mundo dos Florais de Bach, descobriremos as muitas maneiras pelas quais eles podem nos ajudar a alcançar maiores níveis de equilíbrio, harmonia e bem-estar. Assim, explorando a fascinante história dos Florais de Bach, descobriremos os segredos de seu poder de cura atemporal.

<u>A filosofia</u>

A filosofia por trás dos Florais de Bach está enraizada na ideia de que a verdadeira cura vem de dentro. Dr. Bach acreditava que o corpo tem uma capacidade inata de se curar e que, ao abordar as causas emocionais e mentais da doença, podemos explorar esse poder de cura interior.

De acordo com a filosofia de Bach, emoções negativas como medo, ansiedade e raiva podem interromper o fluxo de energia do corpo e levar a sintomas físicos. Ao trabalhar com as energias vibracionais das plantas e flores, os Florais de Bach ajudam a restaurar o equilíbrio e a harmonia da mente e do corpo, permitindo que os processos naturais de cura do corpo assumam o controle.

Mas a filosofia dos Florais de Bach vai além da cura física. Está relacionada à ideia de que o bem-estar emocional e mental são componentes essenciais da saúde geral. Ao lidar com desequilíbrios emocionais e padrões de pensamento negativo, os Florais de Bach ajudam a nos trazer de volta ao alinhamento com nosso verdadeiro eu e nosso propósito superior.

No cerne da filosofia de Bach está a crença de que cada um de nós tem um caminho e propósito únicos na vida e que, ouvindo nossa orientação interior e permanecendo fiéis a nós mesmos, podemos alcançar nosso potencial máximo. Os Florais de Bach nos ajudam a sintonizar com essa orientação interior e a superar os medos e as dúvidas que podem nos impedir de viver nossas melhores vidas.

A filosofia dos Florais de Bach é simples, mas profunda, e oferece um poderoso lembrete do poder de cura da natureza e da importância de abordagens holísticas para a saúde e o bem-estar. À medida que exploramos o mundo dos Florais de Bach, veremos como essa filosofia se reflete em todos os aspectos desses remédios, desde sua criação até seu uso na vida diária.

Como os Florais são feitos

Você já se perguntou como os Florais de Bach são feitos? O processo é fascinante e intrincado, profundamente ligado aos princípios da cura vibracional e na sabedoria da natureza.

O primeiro passo para criar um Floral de Bach é colher as flores ou plantas que serão utilizadas. Essas plantas são normalmente colhidas no pico de sua energia vibracional, geralmente no início da manhã, quando o sol está nascendo.

Depois de colhidas as plantas, elas são colocadas em uma tigela com água fresca de nascente e deixadas ao sol por várias horas. Este processo permite que a energia e a vibração da planta se infundam na água, criando um poderoso remédio vibracional.

Depois que o material vegetal foi removido, o líquido resultante é misturado com uma quantidade igual de conhaque para preservar o remédio e manter sua potência. Essa mistura é então engarrafada e rotulada com o nome da flor ou planta que foi utilizada.

É importante notar que o processo de criação de um Floral de Bach vai além dos aspectos físicos das plantas e da água. De

acordo com a filosofia de Bach, a vibração e a energia da pessoa que está criando o remédio também é um fator importante.

É por isso que o processo de criação dos Florais de Bach é feito com muito cuidado e intenção. A pessoa que cria o remédio deve estar em um estado calmo e centrado, com a mente clara e o coração puro. Isso permite que sua própria energia e vibração estejam em harmonia com a energia e vibração da planta, criando um remédio de cura verdadeiramente poderoso.

Em conclusão, o processo de criação dos Florais de Bach é belo e intrincado, enraizado nos princípios da cura vibracional e na sabedoria da natureza. Ao aproveitar o poder curativo das plantas e flores, os Florais de Bach oferecem uma abordagem suave e holística para alcançar o bem-estar emocional e físico, descobrindo o poder transformador da natureza em nossas vidas.

Os princípios da cura vibracional

Para entender verdadeiramente o poder dos Florais de Bach, devemos primeiro nos aprofundar nos princípios da cura vibracional. Em sua essência, a cura vibracional é baseada na ideia de que tudo no universo, incluindo nossos corpos, é feito de energia e vibração.

De acordo com esse princípio, doenças e desequilíbrios emocionais ocorrem quando a energia de nosso corpo é interrompida ou bloqueada. A cura vibracional funciona introduzindo novas frequências harmoniosas no corpo, o que pode ajudar a eliminar bloqueios e restaurar o equilíbrio do campo energético do corpo.

Os Florais de Bach são uma forma de cura vibracional que funciona aproveitando a energia e a vibração das plantas e flores. Cada planta ou flor tem sua própria assinatura energética única, que pode ser usada para lidar com desequilíbrios emocionais específicos ou padrões de pensamento negativo.

Por exemplo, se alguém está experimentando sentimentos de medo e ansiedade, o Floral Mimulus pode ser usado. Mimulus é uma flor associada à coragem e força interior, e sua energia vibracional pode ajudar a dissipar sentimentos de medo e promover confiança e autoconfiança.

Mas como funcionam esses remédios vibracionais? A teoria por trás da cura vibracional é que a energia e a vibração do remédio

ressoam com a energia e a vibração da pessoa que o usa, ajudando a restaurar o equilíbrio e a harmonia em seu campo energético.

Embora os princípios da cura vibracional possam parecer esotéricos ou abstratos, eles são apoiados por um corpo crescente de pesquisas científicas. Estudos demonstraram que remédios vibracionais podem ter um impacto mensurável no campo de energia do corpo e podem ajudar a promover sentimentos de calma e bem-estar.

Concluindo, entender os princípios da cura vibracional é a chave para liberar o poder transformador dos Florais de Bach. Ao trabalhar com a energia e a vibração das plantas e flores, esses remédios oferecem uma abordagem suave e holística para alcançar o bem-estar emocional e físico. Portanto, vamos abraçar os princípios da cura vibracional e descobrir o poder de cura da natureza dentro de nós.

As Sete Categorias, Emoções

A abordagem do Dr. Bach para a cura enfatizou a importância de tratar a causa raiz de uma doença, e não apenas os sintomas. Ele acreditava que os desequilíbrios emocionais estavam na raiz de muitas doenças físicas e que, ao lidar com esses desequilíbrios emocionais, a verdadeira cura poderia ocorrer.

Então, ele categorizou as emoções em 7 categorias amplas, que ainda são usadas hoje como uma estrutura para entender os desequilíbrios emocionais e selecionar os Florais de Bach apropriados.

Medo

O medo é uma emoção comum e natural, mas quando se torna avassalador e irracional, pode ser debilitante. O medo pode se manifestar de várias formas, incluindo medo de coisas específicas, como aranhas ou alturas, ou ansiedade mais geral sobre o futuro.

Os remédios florais de Bach para o medo incluem Mimulus, Aspen, Cherry Plum, Red Chestnut e Rock Rose. Esses remédios podem ajudar a aliviar sentimentos de medo e restaurar uma sensação de calma e coragem.

Incerteza

A incerteza pode ser uma emoção difícil de lidar, pois envolve uma sensação de não saber o que o futuro reserva. Isso pode levar à indecisão, dúvida e ansiedade.

Os remédios florais de Bach para a incerteza incluem Cerato, Scleranthus, Gentian, Gorse e Hornbeam. Esses remédios podem ajudar a trazer clareza, certeza e um senso de direção.

Falta de interesse no presente

Quando nos sentimos desconectados do momento presente, podemos nos encontrar constantemente sonhando acordados ou distraídos. Isso pode levar a sentimentos de insatisfação e inquietação.

Os remédios florais de Bach para falta de interesse nas circunstâncias atuais incluem Clematis, Honeysuckle, Wild Rose, Olive e White Chestnut. Esses remédios podem nos ajudar a permanecer com os pés no chão e engajados no momento presente.

Solidão

A solidão é um sentimento de estar isolado ou desconectado dos outros. Pode ser uma emoção difícil de lidar, pois pode levar a sentimentos de tristeza, desespero e baixa autoestima.

Os remédios florais de Bach para a solidão incluem Water Violet, Impatiens, Heather, Chicory e Sweet Chestnut.

Esses remédios podem nos ajudar a nos conectar com os outros e a ter uma sensação de pertencimento.

Sensibilidade excessiva a influências e ideias

Quando somos excessivamente sensíveis às opiniões dos outros ou ao mundo ao nosso redor, podemos ficar facilmente sobrecarregados e ansiosos.

Os remédios florais de Bach para hipersensibilidade incluem Agrimony, Centaury, Walnut, Holly e Larch. Esses remédios podem nos ajudar a permanecer centrados e fundamentados, mesmo diante de influências externas.

Desespero ou Desalento

Desânimo ou desespero é um sentimento de desesperança e tristeza que pode ser difícil de superar. Pode ser um sintoma de depressão ou outros problemas de saúde mental.

Os remédios florais de Bach para desânimo ou desespero incluem Gentian, tojo, Mustard, castanha doce e salgueiro. Esses remédios podem ajudar a trazer uma sensação de esperança e otimismo, mesmo em circunstâncias difíceis.

Preocupação excessiva com o bem-estar alheio

Quando nos tornamos excessivamente investidos no bem-estar dos outros, podemos negligenciar nossas próprias necessidades e ficar exaustos ou esgotados.

Os remédios florais de Bach para cuidados excessivos incluem chicory, Vervain, videira, faia e água mineral. Esses remédios podem nos ajudar a estabelecer limites saudáveis e

cuidar de nós mesmos, sem deixar de ser compassivos com os outros.

Compreendendo as 7 categorias de emoções identificadas pelo Dr. Bach, podemos compreender nossos próprios desequilíbrios emocionais e selecionar os Florais de Bach apropriados para nos ajudar a restaurar o equilíbrio e a harmonia.

Agrimony	Mimulus
Aspen	Mustard
Beech	Oak
Centaury	Olive
Cerato	Pine
Cherry Plum	Red Chestnut
Chestnut Bud	Rock Rose
Chicory	Rock Water
Clematis	Scleranthus
Crab Apple	Star of Bethlehem
Elm	Sweet Chestnut
Gentian	Vervain
Gorse	Vine
Heather	Walnut
Holly	Water Violet
Honeysuckle	White Chestnut
Hornbeam	Wild Oat
Impatiens	Wild Rose
Larch	Willow

Cada um desses remédios está associado a estados emocionais específicos e pode ser usado para ajudar a restaurar o equilíbrio e a harmonia da mente e do corpo.

Agora é hora de aprofundar cada remédio floral. Nos capítulos seguintes, tentarei explicar cada um dos 38 remédios de forma simplificada.

AGRIMONY

Enquanto estava sentado no jardim, cercado pelo voo das borboletas e pelo delicado sussurro das folhas, não pude deixar de sentir uma sensação de paz tomando conta de mim. Foi nesse momento que percebi o verdadeiro poder do Agrimony.

Para quem não conhece, o Agrimony é um remédio suave, mas potente, que ajuda a aliviar a turbulência interna e a trazer uma sensação de calma. É frequentemente usado para aqueles que fazem cara de bravo em público, mas lutam contra a ansiedade ou conflito interno a portas fechadas.

Ao tomar minha dose diária de Agrimony, senti minha mente ficar mais clara e meus pensamentos mais organizados. As preocupações e dúvidas incômodas que rondavam minha cabeça o dia todo começaram a se dissipar, deixando para trás uma sensação de calma e tranquilidade.

Mas o que realmente me surpreendeu sobre o Agrimony foi sua capacidade de me ajudar a enfrentar e trabalhar com meus demônios internos. Por anos, lutei contra sentimento de culpa e vergonha, mas com a ajuda de Agrimony, encontrei forças para enfrentar esses sentimentos de frente.

Por meio do uso diário do remédio, comecei a reconhecer os padrões e gatilhos que estavam causando minha turbulência interior e fui capaz de dar passos em direção à cura e ao perdão. Não foi fácil, mas com o apoio de Agrimony, consegui me libertar dos padrões de pensamento negativo que me impediam por tanto tempo.

E conforme continuei a usar o Agrimony, descobri que não era apenas minha turbulência interna que estava melhorando - meus relacionamentos com os outros também estavam se beneficiando. Consegui me comunicar com mais eficácia, expressar minhas emoções com mais clareza e estabelecer conexões mais profundas com as pessoas ao meu redor.

Agrimony foi um divisor de águas para mim. Isso me ajudou a encontrar paz e clareza em meio ao caos da vida cotidiana e me deu forças para enfrentar meus demônios interiores e crescer como pessoa. Eu o recomendo fortemente a qualquer pessoa que esteja lutando contra a ansiedade, conflitos internos ou sentimento de culpa e vergonha.

<u>ASPEN</u>

Leve balanço das folhas na brisa é reconfortante, mas quando o vento aumenta e as árvores começam a ranger e gemer, pode ser absolutamente enervante. Para algumas pessoas, esse sentimento de mal-estar e ansiedade não se limita ao ar livre - pode se infiltrar em suas vidas cotidianas, fazendo com que se sintam nervosos e com medo sem motivo aparente. Se isso soa como você, Aspen pode ser exatamente o que você precisa.

Aspen é um remédio sutil, mas poderoso, que ajuda a aliviar sentimentos de ansiedade e medo. Ao contrário de alguns remédios feitos sob medida para situações ou emoções específicas, o Aspen é um remédio versátil que pode ser usado para uma ampla gama de medos e ansiedades.

A notável qualidade de Aspen que mais aprecio é sua capacidade de nos ajudar a acessar nossa intuição e confiar em nossos instintos. Em muitos casos, sentimos ansiedade ou medo porque sentimos sinais sutis que não conseguimos compreender. Aspen nos capacita a confiar em nossa intuição e a agir da maneira que nos parece adequada.

Além de aliviar a ansiedade, Aspen nos permite enfrentar o desconhecido e reunir coragem para sair de nossas zonas de conforto. Em tempos de medo ou incerteza, tendemos a nos apegar ao que nos é familiar e evitamos correr riscos. Mas com a ajuda de Aspen, podemos reunir a determinação para dar os primeiros passos rumo à novidade e à aventura.

Claro, Aspen não é uma panaceia mágica - como qualquer remédio, funciona melhor quando usado em conjunto com outros hábitos saudáveis e práticas de autocuidado. Mas se você está procurando uma maneira suave, mas eficaz, de aliviar sua ansiedade e encontrar coragem para enfrentar novos desafios, definitivamente vale a pena explorar Aspen Floral.

Em minha própria experiência, Aspen me ajudou a enfrentar meus medos e assumir novos desafios em minha vida pessoal e profissional. Seja falando em uma reunião ou tentando um novo hobby, descobri que Aspen me dá o impulso extra de confiança e coragem de que preciso para dar os primeiros passos. Se você está pronto para assumir o controle de sua ansiedade e encontrar coragem para sair de sua zona de conforto, eu definitivamente recomendo dar uma chance a Aspen.

BEECH

Como seres humanos, estamos preparados para nos conectar com os outros - para formar amizades, construir relacionamentos e trabalhar juntos para objetivos comuns. Mas o que acontece quando essas conexões são interrompidas? Quando estamos constantemente irritados ou frustrados com as pessoas ao nosso redor, pode ser difícil manter um senso de harmonia e paz. É aí que entra o Floral Beech.

Beech é um poderoso remédio que nos ajuda a cultivar uma maior empatia e compreensão para com os outros. Quer estejamos lidando com colegas de trabalho difíceis, familiares desafiadores ou apenas pessoas que parecem nos incomodar, Beech pode nos ajudar a suavizar nossas arestas e ver as coisas de uma perspectiva diferente.

Uma das coisas que adoro em Beech é sua capacidade de nos ajudar a reconhecer nossos próprios preconceitos e suposições. Muitas vezes, quando nos sentimos irritados ou frustrados com o comportamento de outra pessoa, é porque projetamos nossas próprias inseguranças ou julgamentos nela. Mas com a ajuda de Beech, podemos dar um passo atrás e examinar nossas próprias

atitudes e crenças, permitindo-nos abordar a situação com maior clareza e compaixão.

Claro, isso nem sempre é fácil - pode ser difícil abandonar nossas próprias noções preconcebidas e ver as coisas do ponto de vista de outra pessoa. Mas com o gentil apoio de Beech, podemos começar a quebrar essas barreiras e encontrar um terreno comum com aqueles que nos rodeiam.

Outro aspecto poderoso da Beech é sua capacidade de promover maior tolerância e aceitação das diferenças. Vivemos em um mundo cheio de diversidade - de origens, crenças e experiências - e é muito fácil cair na armadilha de julgar outras pessoas que não compartilham de nossa visão de mundo. Mas com a ajuda de Beech, podemos aprender a celebrar essas diferenças e apreciar as perspectivas únicas que os outros trazem para a mesa.

Em minha própria vida, Beech me ajudou a lidar com relacionamentos difíceis e encontrar maior harmonia em minhas interações com os outros. Esteja eu lidando com um colega de trabalho frustrante ou um membro da família que parece me irritar, Beech me ajudou a abordar a situação com maior compaixão e compreensão. Se você está procurando uma maneira de cultivar uma maior empatia e aceitação para com aqueles ao seu redor, considere o uso do Floral de Bach Beech.

CENTAURY

Você se vê constantemente colocando as necessidades dos outros antes das suas? Tem dificuldade em dizer não ou estabelecer limites, mesmo quando isso afeta seu próprio bem-estar? Nesse caso, pode se beneficiar do uso do Floral de Bach Centaury.

Centaury é um poderoso remédio que nos ajuda a desenvolver maior força e independência. É especialmente benéfico para aqueles que lutam contra a codependência, sentindo que precisam atender constantemente às necessidades dos outros para se sentirem aceitos ou amados. Com o apoio de Centaury, podemos aprender a afirmar nossas próprias necessidades e limites, mantendo a compaixão e a empatia pelos outros.

Uma das coisas que adoro no Centaury é sua capacidade de nos ajudar a nos libertar de velhos padrões e hábitos. Muitas vezes, aqueles de nós que lutam contra a codependência aprendem esses comportamentos como um mecanismo de enfrentamento - uma maneira de se sentir seguro e aceito em um mundo que nem sempre parece favorável. Mas com o tempo, esses padrões podem se tornar profundamente arraigados, tornando difícil até mesmo reconhecer quando estamos colocando nossas próprias necessidades em segundo plano.

Centaury nos ajuda a recuar e examinar esses padrões, permitindo-nos desenvolver maior autoconsciência. Com seu apoio, podemos aprender a dizer não quando precisamos, estabelecer limites que protegem nosso próprio bem-estar e comunicar nossas necessidades e desejos com maior clareza e confiança.

Outro aspecto poderoso do Centaury é sua capacidade de nos ajudar a desenvolver um senso de autoestima mais forte. Quando estamos constantemente colocando as necessidades dos outros antes das nossas, pode ser difícil até mesmo saber quais são nossas próprias necessidades e desejos. Mas com o apoio da Centaury, podemos começar a cultivar uma compreensão mais profunda de nosso próprio valor e importância, independentemente das opiniões ou expectativas dos outros.

Para mim, Centaury tem sido uma ferramenta valiosa para desenvolver maior autocuidado e autocompaixão. Ao aprender a reconhecer minhas próprias necessidades e estabelecer limites saudáveis, consegui cultivar um maior senso de equilíbrio e harmonia em meus relacionamentos com os outros. Se você luta contra a codependência ou se encontra constantemente colocando as necessidades dos outros antes das suas, eu recomendo experimentar o Floral de Bach Centaury.

CERATO

Você é alguém que luta contra a indecisão ou a falta de confiança em sua própria intuição? Você se vê constantemente buscando conselhos e opiniões de outras pessoas, mesmo quando no fundo você já sabe o que quer ou precisa? Nesse caso, o Floral Cerato pode ser exatamente o remédio que você precisa para ajudá-lo a explorar sua sabedoria interior e tomar decisões com maior confiança.

Cerato é um floral que ajuda a fortalecer nossa conexão com nossa própria intuição e orientação interior. É especialmente benéfico para aqueles que lutam com dúvidas ou têm tendência a se questionar. Com o apoio do Floral Cerato , podemos aprender a confiar em nossos próprios instintos e tomar decisões alinhadas com nosso bem maior.

Cerato tem uma capacidade incrível de nos ajudar a estabelecer um senso mais profundo de autoconsciência, algo que considero verdadeiramente admirável. Quando somos indecisos ou não temos confiança em nosso próprio julgamento, geralmente é porque nos desconectamos de nossa sabedoria interior. Podemos ter nos tornado excessivamente dependentes de validação e opiniões externas, levando-nos a perder de vista nosso próprio ponto de vista distinto.

Cerato nos ajuda a nos reconectar com essa sabedoria interior, permitindo-nos explorar nossa própria intuição e tomar decisões com maior clareza e confiança. Com seu apoio, podemos aprender a diferenciar entre nossa própria voz interior e as opiniões ou expectativas dos outros, fazendo escolhas que estejam realmente alinhadas com nossas próprias necessidades e desejos.

Outro aspecto poderoso do Cerato é sua capacidade de nos ajudar a desenvolver uma maior autoconfiança. Quando estamos constantemente buscando a opinião e a aprovação dos outros, pode ser difícil até mesmo saber quais são nossas próprias preferências ou desejos. Mas com o apoio de Cerato, podemos começar a cultivar um sentimento mais profundo de confiança em nós mesmos, reconhecendo que temos a sabedoria e o discernimento para tomar as melhores decisões para nossas próprias vidas.

Cerato tem sido uma ferramenta valiosa para desenvolver maior autoconfiança e assertividade. Ao aprender a confiar em minha própria intuição e a tomar decisões alinhadas com minha própria orientação interior, pude entrar em meu próprio poder e criar uma vida que realmente parece autêntica e gratificante. Eu recomendo experimentar o Floral Cerato Bach se você estiver enfrentando dificuldades com indecisão ou falta de autoconfiança.

CHERRY PLUM

Cherry Plum pode nos ajudar a controlar emoções e impulsos intensos, particularmente aqueles que parecem opressores ou descontrolados. Se você é alguém que luta contra a ansiedade, raiva ou medo, Cherry Plum pode ser o exato Floral que você precisa para encontrar maior equilíbrio e paz interior.

Um dos principais benefícios do Cherry Plum é sua capacidade de nos ajudar a regular nossas emoções. Quando estamos sob o domínio de emoções intensas como raiva ou medo, pode ser difícil pensar com clareza ou tomar decisões racionais. Podemos sentir que estamos perdendo o controle ou que estamos à mercê de nossas emoções. Cherry Plum ajuda a acalmar essas emoções intensas e nos traz de volta a um lugar de maior equilíbrio.

Outro aspecto poderoso do Cherry Plum é sua capacidade de nos ajudar a liberar nossos medos e ansiedades. Muitas vezes, quando estamos experimentando emoções intensas, é porque temos medo de alguma coisa - talvez tenhamos medo de ser julgados ou rejeitados, ou talvez tenhamos medo do desconhecido. Cherry Plum nos ajuda a enfrentar e liberar esses medos, permitindo-nos passar por emoções difíceis com maior facilidade e graça.

A potência de Cherry Plum reside na sua capacidade de nos ajudar a aceitar e abraçar nossa própria força interior e resiliência. Durante momentos de angústia ou caos, é comum sentir-se impotente ou oprimido. No entanto, Cherry Plum pode nos ajudar a acessar nossos recursos emocionais inatos e encontrar coragem para enfrentar até mesmo as situações mais assustadoras.

Em minha experiência pessoal, Cherry Plum tem sido um remédio inestimável para controlar a ansiedade e o medo. Ao regular minhas emoções e abandonar meus medos, consegui alcançar uma maior sensação de calma e equilíbrio em minha vida. Além disso, ao abraçar minha própria força interior, consegui navegar em circunstâncias desafiadoras com maior confiança e resiliência.

Se você está lutando com emoções intensas ou sentimentos de estar fora de controle, Cherry Plum pode ser uma solução viável a ser considerada. Com seu apoio, você pode aprender a regular suas emoções, liberar seus medos e aproveitar sua própria força interior e resiliência para enfrentar qualquer situação que surja em seu caminho.

CHESTNUT BUD

Chestnut Bud é um Floral que pode ser extremamente útil para aqueles que se sentem presos em repetir padrões de comportamento. Este remédio visa especificamente ajudar indivíduos que têm dificuldade em aprender com seus erros do passado e tendem a repetir os mesmos padrões continuamente.

Se você comete os mesmos erros repetidamente, ou se sente que não está crescendo ou aprendendo com suas experiências, o Chestnut Bud pode ser o Floral para você. Ao trabalhar com esse remédio, você pode começar a se libertar desses padrões e se abrir para novas experiências e oportunidades.

Um dos principais benefícios do Chestnut Bud é sua capacidade de nos ajudar a obter maior autoconsciência. Quando somos pegos em padrões repetitivos de comportamento, pode ser difícil ver as coisas de forma clara e objetiva. Chestnut Bud pode nos ajudar a dar um passo para trás e ver nossas experiências com novos olhos, permitindo-nos ver onde podemos estar cometendo os mesmos erros repetidamente.

Outro benefício do Chestnut Bud é que ele pode nos ajudar a desenvolver uma maior atenção plena. Ao nos tornarmos mais presentes e conscientes de nossos pensamentos, sentimentos e comportamentos, podemos começar a perceber quando estamos caindo nos velhos padrões e fazer um esforço consciente para mudar de rumo.

Se você estiver interessado em trabalhar com o Chestnut Bud, é importante lembrar que esse Floral não resolverá magicamente todos os seus problemas da noite para o dia. É uma ferramenta que pode ajudá-lo a desenvolver maior autoconsciência e atenção plena, mas, em última análise, o trabalho de se libertar de velhos padrões e criar novos depende de você.

Para tirar o máximo proveito do Chestnut Bud, pode ser útil combiná-lo com outras modalidades de cura, como terapia ou práticas de atenção plena, como meditação ou ioga. Ao combinar diferentes ferramentas e técnicas, você pode criar uma abordagem holística para a cura e o crescimento pessoal.

Em conclusão, se você está repetindo os mesmos padrões de comportamento e lutando para aprender com suas experiências, o Chestnut Bud pode ser o Floral de Bach para você. Ao trabalhar com esse remédio e incorporar outras modalidades de cura, você pode se libertar de velhos padrões e criar uma vida mais autêntica e gratificante.

CHICORY

O Floral de Bach Chicory pode ajudar aqueles que lutam com excesso de apego e possessividade em seus relacionamentos. Este remédio pode ajudar a desenvolver uma sensação mais forte de segurança interior e promover uma forma mais altruísta de amar.

Um benefício significativo do Floral Chicory é sua capacidade de nos ajudar a abandonar a necessidade de controle nos relacionamentos. Quando nos tornamos muito apegados e possessivos, pode ser difícil encontrar uma saída. Chicory pode nos ajudar a liberar esses sentimentos e promover uma sensação de segurança interior, permitindo-nos amar com mais liberdade e abnegação.

Outro aspecto notável deste Floral é sua capacidade de nos ajudar a cultivar uma atitude compassiva e compreensiva para com os outros. Sentimentos de possessividade muitas vezes podem levar a exigências e críticas de nossos entes queridos. O Floral Chicory pode nos ajudar a adotar uma perspectiva mais compassiva, permitindo-nos abordar nossos relacionamentos com mais gentileza e compreensão.

No entanto, a vantagem mais notável de Chicory é sua capacidade de nos ajudar a desenvolver um maior senso de amor próprio e autoaceitação. Quando nos tornamos possessivos e excessivamente apegados, muitas vezes buscamos a validação e o amor dos outros. Chicory pode nos ajudar a apreciar nosso próprio valor, permitindo que nos amemos de forma plena e profundamente.

Para mim, Chicory tem sido uma ferramenta inestimável para cultivar relacionamentos mais saudáveis e gratificantes. Ao liberar a necessidade de controle e adotar uma abordagem mais compassiva, consegui formar conexões mais profundas e experimentar mais amor e realização.

Se você está lutando contra a possessividade ou excesso de apego em seus relacionamentos, eu recomendo dar uma chance ao Floral Chicory. Com seu apoio, você pode desenvolver um forte senso de segurança interior, abordar seus relacionamentos com maior compaixão e compreensão e aprender a amar a si mesmo de forma mais plena e profunda, resultando em relacionamentos mais saudáveis e gratificantes.

CLEMATIS

Clematis é um dos Florais de Bach mais conhecidos e frequentemente recomendado para aqueles que estão lutando com sentimentos de distanciamento ou desconexão com o momento presente. Se você está constantemente sonhando acordado ou fantasiando sobre uma realidade diferente, Clematis pode ser o remédio perfeito para ajudá-lo a voltar à realidade.

Em sua essência, Clematis traz uma sensação de clareza e foco para a mente. Quando estamos presos em nossos devaneios ou fantasias, não estamos totalmente presentes no momento, o que pode dificultar a tomada de decisões ou ações em direção aos nossos objetivos. Clematis pode ajudar a nos ancorar no momento presente, permitindo-nos ver as coisas com mais clareza e tomar decisões com maior confiança.

Clematis possui a fascinante qualidade de nos permitir acessar nossa criatividade inata. Enquanto sonhamos acordados, tendemos a explorar novas ideias e conceitos que talvez não considerássemos de outra forma. Através do uso de Clematis, podemos canalizar essa energia criativa e utilizá-la para facilitar nosso próprio progresso e avanço individual.

Clematis também é um remédio frequentemente recomendado para quem está lidando com dores físicas ou emocionais. Quando estamos com dor, é fácil nos refugiar em nossas próprias mentes e fugir para nossos devaneios como uma forma de lidar com isso. No entanto, isso pode nos impedir de abordar totalmente a causa raiz de nossa dor e encontrar a cura de que precisamos. Clematis pode ajudar a nos trazer de volta ao momento presente e nos permitir processar totalmente nossas emoções e sensações físicas, levando a uma maior cura e autoconsciência.

Uma das coisas que adoro no Floral Clematis é o quão versátil ele é como remédio. Se você está lutando com sentimentos de distanciamento ou desconexão, ou simplesmente precisa de ajuda para se concentrar e permanecer presente no momento, Clematis pode ser uma ferramenta valiosa em sua jornada de cura.

Se você está pensando em experimentar Clematis, é importante lembrar que os Florais de Bach não são uma solução única para todos. É importante reservar um tempo para realmente sintonizar suas próprias necessidades e intenções antes de selecionar um Floral.

CRAB APPLE

Crab Apple é um dos remédios mais versáteis do sistema de Florais de Bach e é conhecido por sua capacidade de promover pureza e limpeza, tanto física quanto mentalmente.

Fisicamente, Crab Apple é frequentemente usado para tratar problemas de pele ou outras doenças físicas relacionadas a sentimentos de impureza ou auto repulsa. Também pode ser usado para apoiar o processo de desintoxicação natural do corpo, ajudando a eliminar toxinas e restaurar o equilíbrio.

Mentalmente, Crab Apple é usado para lidar com sentimentos de autoconsciência ou vergonha, particularmente em relação a questões de limpeza ou aparência física. Pode ajudar a liberar sentimentos de auto aversão e promover uma sensação de pureza interior e autoaceitação.

Além de seus benefícios físicos e mentais, Crab Apple também é conhecida por suas propriedades espirituais. Usado para promover uma sensação de clareza interior e alinhamento com o eu superior, ajudando a liberar pensamentos e emoções negativas que podem obscurecer nossa visão espiritual.

Uma das principais maneiras pelas quais Crab Apple pode ser usado é incorporando-o à prática diária de autocuidado. Isso pode envolver a adição de algumas gotas do remédio a um banho ou escalda pés, ou aplicá-lo topicamente na pele.

Alternativamente, pode ser tomado internamente como uma tintura ou em forma diluída.

Outra forma de trabalhar com Crab Apple é através de suas propriedades energéticas. Simplesmente segurar o remédio na mão ou meditar com ele pode ajudar a alinhar sua energia e promover sentimentos de pureza interior e autoaceitação.

Crab Apple também pode ser usado em combinação com outros remédios florais de Bach para tratar de problemas ou desafios emocionais específicos. Por exemplo, pode ser combinado com Impatiens para promover uma sensação de calma e paciência, ou com Rock Rose para lidar com sentimentos de medo extremo ou pânico.

Em minha própria vida, descobri que Crab Apple é uma ferramenta valiosa para promover a pureza física e mental. Ao incorporá-lo à minha rotina de autocuidado e trabalhar com suas propriedades energéticas, consegui liberar sentimentos de auto aversão e promover uma sensação de limpeza interior e autoaceitação.

Se você luta com sentimentos de impureza, autoconsciência ou vergonha, eu recomendo o Floral Crab Apple. Com seu apoio, você pode aprender a promover a pureza física e mental, alinhar-se com seu eu superior e liberar pensamentos e emoções negativas que podem estar impedindo você.

ELM

Elm é um Floral de Bach que é particularmente benéfico para pessoas que normalmente são confiantes e capazes, mas podem ocasionalmente sentir-se sobrecarregadas ou lutando com suas responsabilidades. Este floral é muitas vezes referido como o remédio de "perda temporária de confiança" e pode fornecer alívio para indivíduos que normalmente são capazes de lidar com suas responsabilidades com facilidade, mas atualmente se sentem sobrecarregados.

O Floral de Elm Bach pode fornecer assistência especial para aqueles que ocupam cargos de autoridade, como gerentes ou líderes, e de repente sentem dificuldade em lidar com suas responsabilidades. Isso pode resultar em ansiedade e estresse significativos, mas Elm pode ajudar a aliviar essas emoções e restaurar a confiança e a calma.

Além disso, Elm pode ser benéfico para indivíduos que estão assumindo novos desafios ou projetos e podem estar inseguros sobre suas habilidades. Este remédio pode incutir a confiança necessária para ter sucesso e evitar a sensação de estar sobrecarregado.

Elm também pode ser vantajoso para aliviar os sintomas físicos relacionados ao estresse e ansiedade, como dores de cabeça ou problemas digestivos. Ao abordar esses sintomas físicos, Elm pode contribuir para uma melhoria geral no bem-estar.

É importante observar que Elm não é um remédio para falta de confiança crônica ou sentimentos contínuos de opressão. Ele é projetado especificamente para lidar com sentimentos temporários de ansiedade e estresse relacionados a situações ou responsabilidades específicas.

Ao usar Elm, é crucial seguir as instruções de preparação e uso com cuidado. É essencial buscar a orientação de um profissional qualificado ao usar qualquer Remédio Floral de Bach.

Elm é uma ferramenta valiosa para indivíduos que normalmente são confiantes e capazes, mas ocasionalmente se sentem sobrecarregados ou lutando com suas responsabilidades. Ao ajudar a restaurar a confiança e aliviar o estresse e a ansiedade, Elm pode ajudar as pessoas a se sentirem mais preparadas e capazes de lidar com suas responsabilidades com facilidade.

GENTIAN

Gentian é um floral que pode ajudar aqueles que perderam a fé e o otimismo devido a um revés ou decepção. É para aqueles que acham difícil se recuperar de experiências negativas e podem se sentir presos em um ciclo de negatividade e pessimismo.

Às vezes, a vida pode nos lançar desafios inesperados e contratempos que podem ser difíceis de superar. Quando nos deparamos com tais situações, é comum nos sentirmos desanimados, desmotivados e sem esperança. Nestes tempos, o Floral de Bach Gentian pode ser uma ferramenta valiosa para nos ajudar a recuperar a fé em nós mesmos e no mundo.

Gentian é particularmente útil para pessoas que tendem a se concentrar no negativo e têm dificuldade em ver o lado bom das situações. Esses indivíduos podem lutar para seguir em frente, pois acham difícil acreditar em si mesmos ou que as coisas vão melhorar. Eles também podem ter tendência a desistir facilmente, sentindo que seus esforços são inúteis.

Quando tomamos Gentian, ajuda-nos a ver o lado bom das situações e a confiar que tudo acontece por uma razão. Começamos a desenvolver uma visão mais positiva, que nos permite seguir em frente com esperança e confiança. Esse recém-descoberto senso de positividade também pode nos ajudar a nos sentirmos mais motivados e produtivos, pois não estamos mais atolados por pensamentos e sentimentos negativos.

Uma das melhores coisas sobre o Floral Gentian é que ele pode nos ajudar a nos libertar do ciclo de negatividade. Quando começamos a ver o lado bom das situações, naturalmente atraímos mais positividade para nossas vidas. Como resultado, começamos a nos sentir mais realizados, felizes e contentes.

Se você está lutando com contratempos e acha difícil manter uma perspectiva positiva, tomar o Floral de Bach Gentian pode ser útil. Pode ser especialmente útil em momentos de mudança, como iniciar um novo emprego, mudar para um novo local ou passar por um rompimento. Ao ajudá-lo a manter uma perspectiva positiva, o Gentian pode ajudá-lo a navegar nessas transições com mais facilidade e graça.

O Floral de Bach Gentian é uma ferramenta poderosa para quem luta contra sentimentos de desesperança e pessimismo. Ao ajudar a restaurar a fé em si mesmo e no mundo, permite-nos avançar com esperança e confiança. Se você está se sentindo preso em um ciclo de negatividade, experimente Gentian e veja as mudanças positivas que ele pode trazer para sua vida.

GORSE

Se você está vivenciando uma sensação de desesperança ou desânimo, Gorse pode ser o remédio para você. Essa essência floral ajuda a trazer a luz de volta para nossas vidas quando nos sentimos presos em um lugar escuro. Gorse é especialmente útil para aqueles que perderam a esperança de encontrar uma solução para seus problemas e se resignaram a uma vida de tristeza ou sofrimento.

Gorse é uma planta de flores amarelas brilhantes que cresce na natureza. É frequentemente associada ao sol e traz uma sensação de calor e positividade para aqueles que a utilizam. A Essência Floral de Gorse é feita através da infusão das flores desta planta em água de nascente e conhaque.

Quando nos sentimos sem esperança ou desesperados, é fácil ficar preso em uma mentalidade negativa. Podemos começar a acreditar que as coisas nunca vão melhorar e que não vale a pena tentar. Gorse ajuda a quebrar esse ciclo de negatividade, nos proporcionando um renovado senso de esperança e positividade.

Com Gorse, podemos começar a enxergar as possibilidades que existem em nossas vidas, mesmo diante de circunstâncias difíceis. Podemos começar a acreditar que as coisas podem melhorar e que temos a força e a resiliência necessárias para superar nossos desafios.

Gorse é especialmente útil para aqueles que passaram por um longo período de sofrimento ou adversidade. Pode ser difícil encontrar esperança quando temos lutado por muito tempo, mas Gorse nos ajuda a ver que ainda há uma luz no fim do túnel.

Quando nos sentimos sem esperança ou desesperados, é importante lembrar que não estamos sozinhos. Sempre há pessoas que se importam conosco e desejam nos ajudar nos momentos difíceis. Gorse pode nos ajudar a nos conectar com essas fontes de apoio e a nos abrir para novas possibilidades.

Se você está se sentindo preso em uma mentalidade negativa, Gorse pode ser o remédio que você precisa para trazer a luz de volta para sua vida. Com essa essência floral, você pode encontrar esperança e positividade, mesmo nos momentos mais sombrios. Então, não perca a esperança - experimente Gorse hoje mesmo e veja como pode ajudá-lo a encontrar o caminho de volta para uma vida mais feliz e plena.

HEATHER

O Floral de Bach Heather é um dos remédios mais populares no sistema de florais. É usado para tratar pessoas excessivamente falantes, egocêntricas e que precisam de atenção constante dos outros. Eles tendem a dominar as conversas, interrompendo os outros e não permitindo que eles falem. Frequentemente, eles se sentem solitários e isolados porque seu comportamento as afasta das pessoas.

Este Floral é feito das flores da planta Heather, que cresce nas charnecas da Escócia. A planta em si é um arbusto perene resistente que pode sobreviver em ambientes hostis e inóspitos. As flores são pequenas e em forma de sino, e florescem nos meses de verão. A essência das flores é usada para criar o remédio.

Heather é recomendado para pessoas que não conseguem ficar sozinhas e precisam de companhia constante. Eles têm medo de ficar sozinhos e, por isso, procuram a companhia de outras pessoas o tempo todo. Eles podem parecer extrovertidos e sociáveis, mas isso é apenas uma máscara para esconder seus verdadeiros sentimentos de solidão e desespero.

Ao acalmar a mente e reduzir a ansiedade, o Floral de bach Heather facilita a autoconsciência e a introspecção, levando a uma sensação restaurada de equilíbrio e harmonia que permite uma perspectiva mais objetiva. Com diminuição do egocentrismo e aumento da empatia, os indivíduos tornam-se mais solidários com os outros, promovendo relacionamentos mais fortes.

Uma lição crucial de Heather é a importância do amor próprio e da aceitação para estender essas qualidades aos outros. Quando a pessoa encontra paz interior e contentamento, a necessidade de validação e atenção dos outros diminui, levando a uma maior autoconfiança e independência e, assim, relacionamentos mais profundos e significativos com os outros.

Heather é um floral suave e seguro adequado para qualquer pessoa, independentemente da idade ou sexo. Está disponível em várias formas, incluindo gotas, sprays e comprimidos, e pode ser tomado por via oral ou aplicado topicamente, conforme preferir.

Heather é uma ferramenta potente para a autodescoberta e o crescimento pessoal, promovendo a autoconsciência e a autoaceitação essenciais para relacionamentos saudáveis com os outros. É uma adição valiosa a qualquer regime de autocuidado e pode ajudar os indivíduos a superar medos e ansiedades, permitindo-lhes viver vidas mais plenas e satisfatórias.

HOLLY

Holly é um Floral transformador que pode nos ajudar a nos libertar das garras de emoções negativas como ódio, ciúme e raiva. Essas emoções podem ser incrivelmente destrutivas, levando a pensamentos e ações ainda mais negativas se não forem controladas.

A beleza do Floral de Bach Holly é que ele nos ajuda a transformar essas emoções negativas em positivas, como amor e compaixão. Este poderoso remédio nos permite abordar as causas profundas de nossas emoções negativas e iniciar a jornada rumo à transformação pessoal.

Ao tomar o Floral Holly, podemos cultivar sentimentos de amor e compaixão pelos outros, mesmo diante de raiva ou ódio. Isso nos ajuda a mudar nossa perspectiva e ver os outros sob uma luz mais positiva, promovendo um senso de conexão e empatia.

Além disso, o Floral de Bach Holly pode nos ajudar a lidar com o ciúme, uma emoção que muitas vezes deriva de sentimentos de inadequação ou de não ser bom o suficiente. Ao tomar Holly, podemos começar a abordar essas questões subjacentes e cultivar um senso de amor próprio e aceitação, levando a uma visão mais positiva da vida.

Esse floral também pode nos proteger de gatilhos externos que podem causar emoções negativas, como a exposição a notícias cheias de ódio e raiva. Ao tomar Holly, podemos manter uma sensação de paz interior, mesmo diante da adversidade.

O Floral de Bach Holly pode ser incrivelmente útil em momentos de luto e perda, pois nos ajuda a processar nossas emoções de maneira saudável e nos mover em direção a um estado de aceitação e paz.

No geral, Holly é uma ferramenta poderosa para o crescimento e transformação pessoal. Ajuda-nos a libertar-nos do ciclo das emoções negativas e a cultivar um sentimento de amor, compaixão e positividade em relação a nós próprios e aos outros.

HONEYSUCKLE

Descobrir os próprios bloqueios emocionais e encontrar maneiras de liberá-los é essencial para alcançar a paz interior e a felicidade. Para aqueles que lutam para não ficarem emocionalmente presos ao passado, Honeysuckle está aqui para ajudar. Este remédio, que é um dos 38 remédios desenvolvidos pelo Dr. Edward Bach, destina-se a libertar os indivíduos de memórias e experiências antigas que os impedem de aproveitar o presente.

As flores branco-amareladas de cheiro doce da Honeysuckle, uma trepadeira que cresce em regiões temperadas do mundo, são usadas para criar a essência floral usada na Terapia Floral de Bach. Este remédio é particularmente eficaz para aqueles que sofrem de nostalgia, arrependimento e incapacidade de superar o passado. Não é incomum que esses indivíduos se sintam apegados a pessoas, situações ou hábitos que não os servem mais, o que pode impedi-los de abraçar o presente e seguir em frente com suas vidas.

Ao usar o Floral de Bach Honeysuckle, esses indivíduos podem deixar de lado os apegos emocionais ao passado e começar a viver no presente. O remédio ajuda as pessoas a se libertarem das correntes emocionais que as prendem e permite que elas se concentrem nas alegrias do presente. É particularmente útil em momentos de transição, como mudança para uma nova cidade ou início de um novo emprego.

Honeysuckle é um floral potente que pode ajudar as pessoas a encontrar o fechamento e seguir em frente com o passado. Incentiva-os a viver no presente e olhar para o futuro com otimismo e esperança. Seja usado sozinho ou em combinação com outros Florais de Bach, o Floral Honeysuckle pode ajudar a tratar uma série de desequilíbrios emocionais.

Se você está lutando contra sentimentos de nostalgia ou arrependimento que o impedem de aproveitar o presente, o Floral de Bach Honeysuckle pode ajudá-lo a liberar as correntes emocionais do passado e começar a viver no presente com o coração aberto e uma perspectiva positiva.

HORNBEAM

Hornbeam pode ser a solução se você sentir uma sensação de cansaço e exaustão, tanto mental quanto fisicamente, mas ainda consegue realizar suas tarefas diárias.

Este Floral de Bach é projetado especificamente para aqueles que experimentam uma "sensação de manhã de segunda-feira" ou uma sensação geral de cansaço e falta de motivação. Mas não se preocupe, Hornbeam pode ajudá-lo a superar esses sentimentos e trazer energia e entusiasmo renovados para sua vida. Ele pode ajudá-lo a lidar com tarefas esmagadoras ou desinteressantes com facilidade e confiança.

Hornbeam promove clareza mental e foco, ajudando você a superar a procrastinação e se tornar mais produtivo. Você pode se sentir sobrecarregado ao iniciar as tarefas, mas assim que começar, encontrará a motivação para continuar. Hornbeam limpa o sentimento nebuloso em sua mente e traz uma sensação de alerta mental.

Se você está se sentindo emocionalmente esgotado ou desconectado do mundo ao seu redor, o Hornbeam pode ajudar. Este floral o reconecta com suas emoções e com o mundo ao seu redor, ajudando você a encontrar alegria e entusiasmo pela vida. Ao promover o bem-estar emocional, o Floral de Bach Hornbeam pode ajudá-lo a se sentir mais confiante, conectado e engajado com o mundo.

Hornbeam é um floral suave que pode ser usado em combinação com outros remédios ou terapias naturais para apoiar o bem-estar emocional. É completamente seguro e não tóxico, tornando-o uma escolha ideal para quem procura métodos de cura naturais e não invasivos.

O Floral de Bach Hornbeam é uma ferramenta poderosa para a cura emocional, especificamente projetada para quem sente cansaço e falta de motivação. Promove clareza mental e foco, ajuda a superar a procrastinação e apoia o bem-estar emocional. Com energia e entusiasmo renovados, Hornbeam pode ajudá-lo a alcançar saúde e bem-estar geral.

IMPATIENS

Impatiens é a solução perfeita para quem luta contra a impaciência. Se você é alguém que está constantemente com pressa, facilmente frustrado por atrasos e se esforça para trabalhar com os outros, então Impatiens pode ser o floral que você precisa para ajudá-lo a alcançar uma maior sensação de calma e paz interior.

A flor Impatiens é caracterizada por sua cor roxa brilhante e delicadas flores em forma de trombeta. Ela cresce em áreas úmidas e sombreadas e muitas vezes pode ser encontrada perto de córregos e rios. De acordo com o Dr. Bach, a flor Impatiens incorpora as qualidades de paciência, tolerância e compreensão, e pode ser usada para ajudar aqueles que lutam contra a impaciência a encontrar maior equilíbrio e harmonia em suas vidas.

Quando tomado como um Floral de Bach, Impatiens pode ajudar a acalmar a mente, reduzir a ansiedade e promover uma maior sensação de paz interior. Também pode ajudar a promover empatia e compreensão para com os outros, facilitando o trabalho com colegas e familiares e reduzindo o estresse e a tensão que podem advir de se sentir constantemente apressado e frustrado.

Um dos benefícios mais poderosos do Impatiens é que ele pode ajudar a trazer uma sensação de equilíbrio à sua vida. Quando você está constantemente com pressa, pode ser fácil ficar sobrecarregado e estressado, levando a uma sensação de esgotamento e exaustão. Impatiens pode ajudar a reduzir esses sentimentos, permitindo que você aborde a vida com uma maior sensação de calma e clareza.

Se você está lutando contra a impaciência, tomar o Floral de Bach Impatiens pode ser uma maneira eficaz de trazer maior equilíbrio à sua vida. Ao promover paciência, tolerância e compreensão, Impatiens pode ajudá-lo a encontrar maior paz e harmonia, permitindo que você trabalhe de forma mais eficaz com os outros e alcance seus objetivos com maior facilidade.

Impatiens é uma solução eficaz para aqueles que lutam contra a impaciência. Ao promover paciência, tolerância e compreensão, Impatiens pode ajudar a reduzir o estresse, a ansiedade e a tensão, permitindo que você aborde a vida com um maior senso de calma e clareza. Então, se você está lutando contra a impaciência, considere experimentar o Floral de Bach Impatiens hoje e veja como ele pode ajudá-lo a alcançar maior equilíbrio e harmonia em sua vida.

LARCH

Você é alguém que luta com dúvidas e falta de auto-estima? Você se vê frequentemente retraído, hesitante em assumir riscos ou perseguir seus objetivos? Nesse caso, você pode se beneficiar do Floral de Bach Larch.

O Floral Larch é projetado para ajudar aqueles que não confiam em suas habilidades, muitas vezes devido a falhas passadas ou experiências negativas. Este remédio pode ser particularmente útil para quem tem medo do fracasso e, portanto, evita tentar coisas novas ou enfrentar desafios.

Quando tomado conforme indicado, Larch pode ajudar a promover um senso de autoconfiança e coragem, permitindo que os indivíduos abordem novas situações com maior confiança e facilidade. Esse remédio pode ser especialmente benéfico para aqueles que lutam em situações sociais ou profissionais, pois pode ajudar a aliviar a ansiedade e as dúvidas.

O Floral Larch é feito das flores da árvore Larch, que é conhecida por sua resiliência e força. Ao aproveitar as propriedades naturais desta árvore, o Floral de Bach Larch pode ajudar a fortalecer e aumentar o senso de autoestima e autoconfiança de um indivíduo.

Ao tomar o remédio Larch, é importante lembrar que não é uma cura mágica para todos os desafios da vida. Em vez disso, é uma ferramenta que pode ajudar a apoiar e capacitar os indivíduos enquanto eles navegam em sua própria jornada.

Também é importante observar que o remédio Larch não se destina a substituir a terapia profissional ou o tratamento médico. Em vez disso, pode ser usado em conjunto com outras formas terapêuticas para ajudar os indivíduos a superar suas dúvidas e construir um senso mais forte de autoconfiança.

Portanto, se você é alguém que luta contra a falta de autoestima ou confiança, considere experimentar o Floral Larch Bach. Com sua abordagem natural e gentil, pode ser a ferramenta que você precisa para liberar seu verdadeiro potencial e alcançar seus objetivos com confiança e graça.

MIMULUS

Mimulus é um Floral de Bach comumente usado para ajudar a aliviar o medo e a ansiedade em indivíduos. É derivado da planta Mimulus, uma flor delicada que cresce em condições úmidas ao longo de córregos e margens de rios.

A flor Mimulus é conhecida por suas pétalas amarelas vibrantes e beleza delicada, e tem sido usada há séculos para tratar uma variedade de doenças. No contexto dos Florais de Bach, Mimulus é especificamente voltado para indivíduos que lutam contra um medo ou ansiedade específicos e identificáveis.

As pessoas que podem se beneficiar do Floral Mimulus incluem aquelas que sentem ansiedade ou nervosismo antes de falar em público, ou aquelas que têm medo de aranhas, alturas ou espaços fechados. Esses medos podem ser específicos e facilmente identificáveis, ou podem ser mais gerais e indefinidos.

O Floral Mimulus funciona abordando as emoções subjacentes que contribuem para esses medos e ansiedades. Ao aproveitar a energia vibracional da flor Mimulus, os indivíduos são capazes de restaurar uma sensação de calma e paz em suas vidas, mesmo diante de seus medos.

Mimulus é particularmente eficaz quando usado como parte de um plano de tratamento holístico que inclui terapia, mudanças no estilo de vida e outros remédios naturais. Pode ser tomado por via oral, aplicado topicamente ou mesmo usado em aromaterapia, dependendo das preferências e necessidades do indivíduo.

Um dos principais benefícios do Floral de Bach Mimulus é sua capacidade de ajudar as pessoas a superar seus medos de maneira suave e não invasiva. Ao contrário dos medicamentos ou terapias tradicionais, que podem ter efeitos colaterais negativos ou exigir mudanças significativas no estilo de vida, o Mimulus funciona explorando a capacidade natural do corpo de se curar.

Outro benefício do Mimulus é sua acessibilidade. Como remédio natural, é seguro e não tóxico, tornando-o uma escolha ideal para pessoas que buscam alternativas aos medicamentos ou terapias tradicionais. Pode ser usado por indivíduos de todas as idades e é particularmente benéfico para crianças que podem estar lutando contra ansiedade ou nervosismo.

O Floral de Bach Mimulus é uma ferramenta poderosa e eficaz para indivíduos que lutam contra o medo e a ansiedade. Ao aproveitar o poder de cura da flor Mimulus, os indivíduos são capazes de superar seus medos de maneira suave e não invasiva. Seja usado como parte de um plano de tratamento holístico ou sozinho, Mimulus tem o potencial de transformar vidas e restaurar uma sensação de calma e paz em indivíduos que lutam contra a ansiedade e o medo.

MUSTARD

O Floral de Bach Mustard é um dos florais mais interessantes e únicos no sistema Bach. Este floral é derivado da planta de Mustard selvagem e é conhecido por sua capacidade de aliviar os sentimentos de tristeza e depressão profundas e inexplicáveis. Se você está experimentando sentimentos de desespero, melancolia que parecem surgir do nada, Mustard pode ser o remédio certo para você.

Ao contrário de outros remédios que se concentram em uma emoção ou situação específica, Mustard é frequentemente recomendado para pessoas que experimentam sentimentos depressivos sem causa aparente. Na verdade, o Floral Mustard às vezes é chamado de remédio "nuvem negra" porque descreve o início súbito de um humor sombrio e pesado que parece pairar sobre uma pessoa como uma nuvem.

Uma das coisas mais fascinantes sobre o floral Mustard é que ele não tem uma explicação racional para seus efeitos. Não funciona visando diretamente qualquer doença física ou emocional específica. Em vez disso, parece funcionar em um nível sutil, restabelecendo o equilíbrio emocional da pessoa e ajudando-a a recuperar seu senso interior de paz e harmonia.

Outro aspecto único do floral Mustard é que ele é um exemplo de cura vibracional. Isso significa que o remédio funciona não por sua composição química, mas pelo padrão de energia sutil que carrega. Em outras palavras, a energia da planta Mustard é impressa na água usada para fazer o remédio, e essa energia é então transferida para a pessoa que a toma.

Se você é atraído pelo Floral Mustard, é importante observar que não é uma solução rápida. Enquanto algumas pessoas experimentam uma melhora imediata no humor depois de toma-lo, outras podem levar vários dias ou até semanas para ver os efeitos completos. Também é importante observar que o Floral Mustard não substitui o aconselhamento ou tratamento médico profissional.

Mustard é um Floral único e fascinante que ajudou muitas pessoas a superar sentimentos de profunda tristeza e depressão. É uma abordagem suave e holística para o bem-estar emocional que se concentra em restaurar o equilíbrio e a harmonia do eu interior.

OAK

Oak é uma essência poderosa que ajuda os indivíduos a encontrar força interior e resiliência durante tempos difíceis. Este floral é especialmente útil para aqueles que são motivados e determinados, mas podem se esforçar demais e negligenciar suas próprias necessidades.

Se você é alguém que muitas vezes se vê trabalhando incansavelmente para atingir seus objetivos, mesmo à custa de seu próprio bem-estar, Oak pode oferecer o suporte necessário para manter o equilíbrio e a harmonia em sua vida. A essência desta flor ajuda os indivíduos a desenvolver um senso saudável de autoconsciência, permitindo-lhes reconhecer quando precisam descansar e recarregar as energias.

Oak também pode ajudar as pessoas a se libertarem de padrões de teimosia ou inflexibilidade. Às vezes, em nossa busca pela excelência e pelo sucesso, nos tornamos rígidos e sem vontade de mudar. Oak ajuda os indivíduos a encontrar um equilíbrio saudável entre determinação e adaptabilidade, permitindo que eles persigam seus objetivos enquanto permanecem abertos a novas ideias e experiências.

O Floral de Bach Oak é particularmente útil para aqueles que sofrem de esgotamento, seja devido ao estresse relacionado ao trabalho ou a outras fontes de pressão. Pode ajudar os indivíduos a desenvolver resiliência, permitindo-lhes manter o foco e a energia mesmo em tempos difíceis. Oak também pode ajudar os indivíduos a encontrar uma sensação de paz e tranquilidade em meio ao caos, permitindo-lhes lidar com situações inesperadas com graça e facilidade.

Embora Oak seja uma essência poderosa, é importante lembrar que não é uma solução mágica para todos os problemas da vida. É apenas uma ferramenta que pode ajudar os indivíduos a desenvolver um relacionamento mais saudável consigo mesmos e com o mundo ao seu redor. O verdadeiro poder de Oak reside em sua capacidade de ajudar os indivíduos a explorar sua força interior e resiliência, permitindo-lhes superar obstáculos e viver melhor suas vidas.

Se você está pensando em experimentar o Floral Oak, é importante fazê-lo sob a orientação de um profissional qualificado. Eles podem ajudá-lo a desenvolver um plano de tratamento personalizado que atenda às suas necessidades e objetivos exclusivos. Com o apoio deles e o poder do Oak, você pode encontrar a força e a resiliência de que precisa para prosperar no mundo acelerado de hoje.

OLIVE

Olive é um Floral de Bach derivado da Oliveira, um símbolo perene de paz e renovação. Este remédio visa aliviar o esgotamento, tanto mental quanto físico, e proporcionar ao usuário uma sensação de energia e vitalidade renovadas. A oliveira tem sido um símbolo de paz, força e longevidade por séculos, e o Floral de Bach Olive visa imbuir seus usuários com essas mesmas qualidades.

Olive é um remédio particularmente útil para quem experimentou esgotamento ou fadiga, seja no trabalho, na vida pessoal ou em outras fontes de estresse. Pode ajudar aqueles que se sentem esgotados ou sobrecarregados a encontrar força e energia para seguir em frente. Este Floral funciona estimulando os processos naturais de cura do corpo, promovendo uma sensação de renovação e rejuvenescimento.

Ao usar Olive, é importante lembrar que esse remédio não é uma solução rápida. Não se destina a fornecer uma explosão instantânea de energia ou mascarar problemas subjacentes. Pelo contrário, é uma ferramenta para promover renovação e rejuvenescimento a longo prazo. Olive pode ser usado em conjunto com outros remédios florais de Bach para tratar de problemas específicos, ou pode ser usado sozinho como um tônico geral para exaustão.

Um dos aspectos únicos do Floral de Bach Olive é que ele funciona tanto na exaustão física quanto na mental. Isso ocorre porque a exaustão física e mental geralmente estão interligadas. Quando estamos fisicamente exaustos, nossa energia mental também se esgota, e vice-versa. Olive pode ajudar a quebrar esse ciclo promovendo uma sensação de renovação e vitalidade geral.

Os benefícios do Olive são numerosos. Pode ajudar a restaurar o equilíbrio do corpo e da mente, promovendo uma sensação de bem-estar geral. Também pode ajudar a melhorar a clareza mental e o foco, o que pode ser particularmente útil para aqueles que se sentem sobrecarregados ou esgotados. Além disso, Olive pode ajudar a reduzir os sentimentos de estresse e ansiedade, frequentemente associados à exaustão.

Se você está se sentindo exausto ou esgotado, Olive pode ser o Floral certo para você. É uma maneira suave e natural de promover renovação e rejuvenescimento e pode ser usado em conjunto com outros remédios para tratar problemas específicos. Esteja você procurando restaurar o equilíbrio do corpo e da mente, melhorar a clareza mental e o foco ou simplesmente reduzir os sentimentos de estresse e ansiedade, Olive pode ajudá-lo em sua jornada em busca de energia e vitalidade renovadas.

<u>PINE</u>

Projetado especificamente para lidar com sentimentos de culpa e autodepreciação. Quem se beneficiaria com esse Floral são os indivíduos que tendem a ser duros consigo mesmos, que se culpam por erros ou infortúnios e que têm a sensação de não merecer a felicidade ou as coisas boas da vida.

O Floral de Bach Pine funciona ajudando os indivíduos a obter uma perspectiva mais equilibrada e compassiva de si mesmos. Ajuda a promover uma autoimagem mais positiva, onde a pessoa pode reconhecer seus pontos fortes e aceitar suas falhas sem julgamento. Também ajuda a cultivar uma atitude mais indulgente consigo mesmo, reconhecendo que todos cometem erros e que esses erros fazem parte do processo de aprendizado.

Uma das principais indicações do Floral Pine é relativo ao sentimento de culpa ou vergonha. Isso pode ser em resposta a um evento ou circunstância específica, ou pode ser um sentimento geral de inadequação. Indivíduos que precisam do

Floral Pine frequentemente se desculpam excessivamente, mesmo por coisas que não são culpa deles, e tendem a assumir a responsabilidade por coisas que estão fora de seu controle.

Além da culpa e da autodepreciação, o Floral Pine também pode ajudar indivíduos que têm um senso de indignidade ou autopunição. Isso pode se manifestar como uma tendência a assumir mais trabalho do que pode, evitar atividades de descanso ou lazer ou se colocar em perigo desnecessariamente. O Floral Pine pode ajudar as pessoas a reconhecer seus próprios limites e encontrar um equilíbrio saudável entre trabalho e relaxamento.

Outra indicação para o Floral Pine é a falta de autoconfiança. Indivíduos que precisam desse remédio muitas vezes duvidam de suas próprias habilidades, mesmo em situações em que são competentes e habilidosos. Eles podem evitar assumir novos desafios ou responsabilidades por medo do fracasso ou medo de serem julgados pelos outros. O Floral de Bach Pine pode ajudar os indivíduos a superar esses sentimentos de inadequação e a desenvolver uma autoimagem mais positiva.

Pine é uma ferramenta útil para aqueles que lutam com sentimentos de culpa, autocensura e indignidade. Ao promover a autoaceitação, o perdão e uma perspectiva mais equilibrada, Pine pode ajudar os indivíduos a viver uma vida mais gratificante e confiante.

RED CHESTNUT

Se você tende a se preocupar excessivamente com os outros, muitas vezes sentindo ansiedade por sua segurança e bem-estar, você pode se beneficiar do Floral de Bach Red Chestnut. Este Floral é projetado especificamente para ajudar indivíduos que tendem a superproteger seus entes queridos, muitas vezes às custas de sua própria saúde emocional e física.

Se você se preocupa constantemente com seus filhos, cônjuge ou amigos próximos, temendo por sua segurança ou bem-estar, Red Chestnut pode ajudar. Este remédio funciona restaurando um senso de confiança e fé no curso natural dos eventos, permitindo que você abandone a necessidade de controlar e proteger os outros.

Ao tomar Red Chestnut, você pode aprender a equilibrar sua preocupação com os outros com uma dose saudável de desapego e perspectiva. Você ainda pode cuidar profundamente de seus entes queridos, mas sem a preocupação e o medo constantes que podem levar ao estresse, ansiedade e até mesmo sintomas físicos.

O Floral Red Chestnut é especialmente útil para pais que lutam contra a superproteção em relação aos filhos. Se você se preocupa constantemente com a segurança, a saúde ou a felicidade de seus filhos, pode estar transmitindo inadvertidamente seus medos e ansiedades a eles. Ao tomar Red Chestnut, você pode aprender a confiar na capacidade de seus filhos de lidar com os desafios da vida e deixá-los desenvolver seu próprio senso de resiliência e independência.

Além disso, Red Chestnut pode ajudar aqueles que trabalham em profissões assistenciais, como profissionais de saúde, assistentes sociais ou professores. Esses indivíduos podem experimentar um elevado senso de empatia e preocupação por seus pacientes ou alunos, muitas vezes ao ponto de exaustão e esgotamento. Com o uso do Floral Red Chestnut, eles podem aprender a manter uma distância e uma perspectiva saudáveis, ao mesmo tempo em que fornecem cuidados e apoio compassivos.

Red Chestnut pode ser um remédio útil para indivíduos que experimentam dificuldades com empatia e superproteção. Pode ajudar na restauração da confiança e crença no fluxo natural dos eventos da vida, ajudando os indivíduos a superar suas preocupações e inquietações promovendo uma abordagem bem ajustada para cuidar de seus entes queridos. Quer um indivíduo seja um pai, cuidador ou alguém que se preocupa profundamente com os outros, o Floral Red Chestnut pode ajudar a encontrar equilíbrio emocional e paz interior.

ROCK ROSE

Rock Rose é também um dos 38 Remédios Florais de Bach, e é conhecido como a Flor da Coragem. Este remédio é para aqueles que experimentam medo, terror ou pânico intenso e avassalador diante de uma crise ou evento traumático. Rock Rose pode ajudar a trazer calma e coragem para aqueles que se sentem paralisados pelo medo e incapazes de lidar com a situação.

O Floral de Bach Rock Rose é extraído das flores da planta Rock Rose, que cresce selvagem no terreno rochoso do sul da Europa. Esta bela flor amarela é conhecida por sua resiliência e capacidade de prosperar em condições adversas, tornando-se um símbolo de coragem e força.

Rock Rose é particularmente eficaz para aqueles que estão passando por uma crise repentina e inesperada, como um acidente, desastre natural ou emergência médica. Também pode ser útil para aqueles que sofrem de pesadelos recorrentes ou flashbacks relacionados a experiências traumáticas passadas.

Quando tomado como Floral de Bach, Rock Rose pode ajudar a restaurar uma sensação de força interior e calma diante da adversidade. Pode ajudar a trazer clareza à mente e permitir uma abordagem mais racional e prática para a solução de problemas. Também pode ajudar a reduzir os sintomas físicos de ansiedade, como tremores, sudorese e coração acelerado.

Rock Rose é um remédio poderoso que pode ajudar a restaurar a coragem e a resiliência mesmo nas circunstâncias mais difíceis. É um lembrete de que, mesmo diante de um medo avassalador, temos os recursos internos para superar nossos desafios e emergir mais fortes do outro lado.

Se você está sentindo medo ou ansiedade intensos relacionados a uma crise ou evento traumático, Rock Rose pode ser o Floral para você. Pode ser tomado sozinho ou em combinação com outros Florais de Bach para tratar de estados emocionais e mentais específicos. É um remédio seguro e natural que pode ser tomado por qualquer pessoa, independentemente da idade ou histórico médico.

Rock Rose é um poderoso e eficaz Floral que pode ajudar a restaurar a coragem e a força diante da adversidade. Sua capacidade de trazer calma e clareza à mente pode ajudar a reduzir os sintomas físicos e emocionais de ansiedade e medo. Se procura uma abordagem natural e holística para o bem-estar emocional e mental, considere incorporar Rock Rose em sua rotina diária. Com a Flor da Coragem ao seu lado, você pode enfrentar qualquer desafio com confiança e resiliência.

ROCK WATER

Rock Water é um Floral único e poderoso que pode nos ajudar em nossa jornada rumo ao bem-estar físico e emocional. Este floral é projetado especificamente para indivíduos que são rigorosos e duros consigo mesmos, muitas vezes mantendo-se em padrões impossivelmente elevados. O remédio destina-se a ajudar esses indivíduos a liberar sua rigidez interior, permitindo-lhes viver com mais liberdade e autenticidade.

A essência da Rock Water é encontrada nas fontes naturais que brotam da terra, cheias de energia e vitalidade. Essa essência é então capturada e destilada em um Floral potente que pode nos ajudar em nosso próprio crescimento e transformação pessoal. O Floral é conhecido por nos ajudar a liberar nossos medos e ansiedades, permitindo-nos viver com mais coragem e confiança.

Os benefícios do Floral de Bach Rock Water são muitos. Pode nos ajudar a superar sentimentos de insegurança e inadequação, permitindo que nos sintamos mais confortáveis em nossa própria pele. Também pode nos ajudar a nos libertar de limitações autoimpostas, permitindo-nos perseguir nossos sonhos e aspirações com maior paixão e propósito.

Outro benefício do Rock Water é que ele pode nos ajudar a nos tornarmos mais adaptáveis e flexíveis. Quando somos muito rígidos e inflexíveis, podemos ficar presos em nossos caminhos e resistentes à mudança. Mas com a ajuda de Rock Water, podemos aprender a abraçar novas ideias e experiências e nos mover com mais fluidez pelos desafios da vida.

Além disso, Rock Water pode nos ajudar a nos tornarmos mais compassivos e misericordiosos com nós mesmos. Frequentemente, somos nossos próprios críticos mais severos e nos mantemos em padrões que são impossíveis de cumprir. Mas com a ajuda desse Floral, podemos aprender a nos aceitar como somos, com defeitos e tudo, e nos tratar com a gentileza e a compaixão que merecemos.

O Floral de Bach Rock Water é uma ferramenta poderosa para o crescimento e transformação pessoal. Ao nos ajudar a liberar nossa rigidez interior e abraçar novas experiências e ideias, podemos nos tornar mais adaptáveis, compassivos e corajosos. Se você é alguém que é duro consigo mesmo e luta com sentimentos de insegurança e inadequação, recomendo fortemente que experimente este Floral. Tem o potencial de transformar sua vida de maneiras que você nunca imaginou ser possível.

SCLERANTHUS

A vida é uma montanha-russa de altos e baixos, e nem sempre é fácil manter o equilíbrio. Em um momento podemos nos sentir no topo do mundo, e no próximo podemos estar mergulhados na dúvida e na indecisão. Quando nos encontramos nessas situações, pode ser desafiador tomar uma decisão e seguir em frente. É aí que entra o Floral de Bach Scleranthus - esse Floral pode nos ajudar a encontrar o equilíbrio diante das incertezas da vida.

Scleranthus é um remédio que nos ajuda a superar a indecisão e encontrar nossa bússola interior. Se você é o tipo de pessoa que luta para tomar decisões, sejam elas grandes ou pequenas, Scleranthus pode ajudá-lo a encontrar a clareza necessária para seguir em frente. Ajuda a trazer equilíbrio ao estado emocional interior, que pode ser distorcido devido a desejos conflitantes ou hesitação em fazer uma escolha.

Este Floral também pode ser útil para aqueles que tendem a oscilar entre os extremos. Talvez você se encontre vacilando entre sentimentos de felicidade e tristeza ou entre ser extrovertido e introvertido. Se for esse o caso, Scleranthus pode ajudá-lo a encontrar um meio-termo e trazer equilíbrio às suas emoções. Pode ajudá-lo a se tornar mais centrado e fundamentado, permitindo que você se sinta mais estável e à vontade.

Em essência, Scleranthus nos ajuda a superar nossa indecisão e encontrar nosso equilíbrio interior. Isso nos ajuda a ficar mais sintonizados com nossas emoções e a entender o que realmente queremos. Este Floral pode ser especialmente útil em situações em que nos deparamos com decisões difíceis ou quando nos sentimos sobrecarregados por emoções conflitantes.

Ao tomar o Floral Scleranthus, é essencial confiar no processo e permitir que ele funcione. Lembre-se de que o remédio pode ajudá-lo a encontrar sua bússola interior, mas, em última análise, cabe a você tomar a decisão final. Este remédio não se destina a tomar decisões por você, mas a ajudá-lo a encontrar a clareza e o equilíbrio necessários para fazer a escolha certa.

Scleranthus pode nos ajudar a encontrar o equilíbrio diante das incertezas da vida. Pode nos ajudar a superar a indecisão, nos tornar mais centrados e encontrar nossa bússola interior. Ao trazer equilíbrio às nossas emoções, podemos encontrar um meio termo e nos tornar mais estáveis e à vontade. Então, se você está lutando contra a indecisão ou oscilando entre os extremos, considere experimentar Scleranthus e descubra a paz e o equilíbrio que ele pode trazer à sua vida.

STAR OF BETHLEHEM

Star of Bethlehem, também conhecida como *Ornithogalum umbellatum*, é um dos 38 remédios que compõem o sistema de Florais de Bach. Este Floral é projetado para ajudar aqueles que sofreram trauma ou choque, seja físico ou emocional.

O trauma ou choque que Star of Bethlehem visa abordar pode ser recente ou antigo e pode ter um impacto profundo no bem-estar físico e emocional de um indivíduo. Esse trauma pode se manifestar de várias formas, como ansiedade, depressão, insônia e até sintomas físicos como dores de cabeça ou problemas digestivos.

O Floral Star of Bethlehem funciona ajudando a acalmar e curar a mente e o corpo, permitindo que os indivíduos processem e liberem o trauma que experimentaram. Isso pode trazer uma sensação de calma e paz interior e pode ajudar as pessoas a recuperar o senso de controle sobre suas vidas.

Ao tomar o Floral Star of Bethlehem, os indivíduos podem experimentar uma sensação de alívio, tanto física quanto emocionalmente. Isso pode levar a um maior senso de clareza e pode ajudá-los a superar o trauma que experimentaram. Eles também podem descobrir que são mais capazes de lidar com o estresse e a adversidade futuros, pois desenvolveram maior resiliência e força emocional.

É importante observar que o Floral Star of Bethlehem não é um substituto para cuidados ou terapias médicas profissionais. No entanto, pode ser uma ferramenta útil em uma abordagem holística de cura e autocuidado. Ao incorporar o Floral Star of Bethlehem em uma rotina de autocuidado mais ampla, os indivíduos podem descobrir que são mais capazes de gerenciar seus sintomas e manter seu bem-estar geral.

O Floral de Bach Star of Bethlehem é uma ferramenta poderosa para aqueles que sofreram traumas ou choques. Ao abordar a causa raiz de seus sintomas, os indivíduos podem experimentar uma maior sensação de paz e bem-estar e podem estar mais bem equipados para lidar com os desafios futuros. Seja usado sozinho ou em combinação com outros remédios, Star of Bethlehem pode ser uma ferramenta inestimável na jornada de cura e autodescoberta.

SWEET CHESTNUT

Sweet Chestnut é um Floral que pode trazer uma renovação milagrosa para aqueles que sentem que chegaram ao fim de suas forças. Se você sente que atingiu os limites absolutos de sua resistência, que não há mais esperança, ou que sua vida é tão escura e sombria que não pode haver saída, Sweet Chestnut pode ser a resposta que você está procurando.

Sweet Chestnut é muitas vezes referida como a "Flor da Última Esperança". É para aqueles momentos em que tentamos tudo o que sabemos fazer e nada parece funcionar. Quando atingimos o ponto de completo desespero e desesperança, Sweet Chestnut pode vir em socorro, provocando uma mudança profunda em nossa paisagem interior.

Sweet Chestnut não é um remédio para os fracos de coração. É para quem está disposto a atravessar a noite escura da alma, enfrentar seus medos mais profundos e sair renovado e transformado. Esse remédio pode nos ajudar a abandonar velhos padrões e crenças que não nos servem mais e a abraçar uma nova maneira de ser mais alinhados com nosso verdadeiro eu.

Quando tomamos Sweet Chestnut, podemos sentir como se estivéssemos sendo despojados até o âmago. Podemos sentir como se estivéssemos passando por um cadinho, queimando tudo o que é falso e deixando apenas o que é verdadeiro. Podemos sentir como se estivéssemos enfrentando nossos medos mais sombrios e nossas feridas mais profundas, mas, apesar de tudo, há uma sensação de esperança e renovação que brilha como um farol na escuridão.

Sweet Chestnut é um remédio para quem já passou pelo fogo e saiu mais forte e resistente. É um lembrete de que, mesmo em nossos momentos mais sombrios, sempre há esperança. Que mesmo quando sentimos que não temos mais nada, sempre há uma fonte de força dentro de nós à qual podemos recorrer.

Se você está enfrentando um momento difícil em sua vida, se sente que não há saída, Sweet Chestnut pode ser o Floral que você precisa. Este Floral de Bach pode ajudá-lo a se conectar com sua força interior e resiliência, para deixar de lado o que não lhe serve mais e emergir renovado e transformado. Então, anime-se, meu amigo, e saiba que mesmo nos momentos mais sombrios, sempre há uma luz que brilha dentro de você.

VERVAIN

Vervain é um Floral de Bach conhecido por sua capacidade de ajudar indivíduos extremamente apaixonados, entusiasmados e com fortes convicções. Aqueles que se beneficiam desse remédio muitas vezes sentem que estão em uma missão ou têm um propósito na vida e não vão parar por nada para alcançá-lo. Essa paixão pode ser um grande trunfo, mas quando se torna excessiva pode levar ao esgotamento e à exaustão.

As pessoas que precisam de Vervain costumam ser altamente opinativas e podem parecer enfadonhas ou dogmáticas. Eles podem ter problemas para ouvir os outros e aceitar pontos de vista diferentes, e podem até ficar frustrados ou zangados quando os outros não compartilham seu nível de entusiasmo ou comprometimento. Os tipos Vervain costumam ser altamente motivados e podem se esforçar ao ponto de exaustão ou doença.

O Floral Vervain pode ajudar esses indivíduos a encontrar um equilíbrio entre suas fortes convicções e as necessidades e opiniões dos outros. Isso pode ajudar a acalmar sua intensidade e ajudá-los a ter a mente mais aberta e a aceitar diferentes perspectivas. Vervain também pode ajudá-los a dar um passo para trás e avaliar se sua paixão e entusiasmo estão realmente servindo a eles e a seus objetivos ou se os estão causando danos.

Um dos principais benefícios do Floral Vervain é sua capacidade de ajudar os indivíduos a encontrar uma sensação de calma e equilíbrio interior. Quando tomado regularmente, Vervain pode ajudar a reduzir sentimentos de estresse, tensão e frustração e promover uma maior sensação de paz e relaxamento. Isso pode ser especialmente útil para aqueles que lutam contra ansiedade, nervosismo ou insônia.

Outro benefício de Vervain é sua capacidade de promover maior empatia e compreensão para com os outros. À medida que aqueles que tomam Vervain se tornam mais equilibrados e centrados, eles podem achar mais fácil ouvir os outros e aceitar diferentes pontos de vista. Eles também podem achar mais fácil se expressar de maneira calma e comedida, em vez de se tornarem excessivamente emocionais ou agressivos.

Vervain é um Floral de Bach que pode ser uma ferramenta poderosa para aqueles que são altamente apaixonados, entusiasmados e motivados. Ao ajudar a acalmar sua intensidade e promover maior empatia e equilíbrio, Vervain pode ajudar esses indivíduos a alcançar seus objetivos sem se esgotar ou ficar sobrecarregados. Se você está lutando com uma sensação de extrema convicção ou necessidade de estar sempre em movimento, Vervain pode ser o Floral que você precisa para encontrar maior paz, equilíbrio e realização em sua vida.

VINE

Vine é um dos Florais mais poderosos dentro do sistema de Florais de Bach. Seus efeitos podem ser profundos, oferecendo uma sensação de clareza, propósito e força para quem o usa.

A essência do Floral Vine é encontrar força interior e afirmar-se de forma positiva e produtiva. É especialmente útil para aqueles que se sentem sobrecarregados ou inseguros sobre seu lugar no mundo, ajudando-os a se conectar com seu poder interior e a agir em direção a seus objetivos.

Vine é um excelente remédio para quem luta contra a autoridade ou tem tendência a dominar os outros. Pode ajudar a equilibrar essas tendências e promover uma abordagem de liderança mais colaborativa e cooperativa. Ao mesmo tempo, também pode ajudar aqueles que se sentem impotentes ou submissos a se defenderem e fazerem valer suas necessidades.

Uma das coisas mais notáveis sobre o Floral Vine é sua capacidade de ajudar as pessoas a explorar sua criatividade e sabedoria interior. Ao promover um senso de confiança e autovalorização, Vine pode ajudar os indivíduos a acessar seus talentos e dons inatos, trazendo-os à tona para o benefício de todos.

Se você é um estudante lutando para encontrar seu lugar no mundo, um empreendedor procurando levar seu negócio para o próximo nível ou simplesmente alguém procurando se conectar com seu poder e potencial interior, o Floral de Bach Vine pode ajudar. Seus efeitos são suaves, mas profundos, oferecendo uma sensação de clareza, foco e propósito para quem o usa.

Para usar o Vine, basta adicionar algumas gotas a um copo de água e beber durante o dia. Você também pode adicioná-lo a um frasco de spray e borrifar em sua casa ou escritório para obter um impulso adicional de energia e inspiração. Qualquer que seja o método escolhido, certifique-se de tomar o Vine regularmente e com a mente aberta, permitindo que seus poderes de cura façam sua mágica em sua vida.

Vine é uma ferramenta poderosa para quem busca se conectar com sua força interior e propósito. Seus efeitos são suaves, mas profundos, ajudando a promover uma sensação de clareza, confiança e criatividade em quem o usa. Esteja você lutando com problemas de autoridade ou simplesmente procurando explorar seus talentos e dons inatos, Vine pode ajudar. Então, por que não experimentá-lo e ver as maravilhas que ele pode fazer em sua vida?

WALNUT

A mudança pode ser uma experiência desafiadora e perturbadora, quer seja iniciada por nós mesmos ou inesperadamente. Podemos nos encontrar enfrentando incerteza, medo e dúvida enquanto navegamos no território desconhecido à frente. No entanto, a mudança é uma parte natural e necessária da vida e, com a mentalidade e o apoio certos, podemos aprender a aceitá-la como uma oportunidade de crescimento e transformação.

É aqui que entra o Floral de Bach Walnut. Este Floral é uma ferramenta poderosa para quem está passando por um período de transição, seja um novo emprego, uma mudança para um novo lugar, o fim de um relacionamento ou qualquer outra grande mudança na vida. Isso nos ajuda a deixar o passado para trás e nos adaptar às novas circunstâncias com graça e facilidade.

Um dos principais benefícios do Walnut é que ele fortalece nosso senso de identidade e nossa capacidade de permanecer fiel ao nosso próprio caminho, mesmo diante de pressões e influências externas. Ajuda-nos a libertar-nos de velhos hábitos e crenças que já não nos servem e a abraçar novas oportunidades com confiança e entusiasmo.

Outra maneira pela qual Walnut nos ajuda durante a mudança é aliviando os sintomas emocionais e físicos que podem surgir durante os períodos de transição. Pode ajudar a aliviar a ansiedade, o estresse e a tensão nervosa, bem como sintomas físicos, como problemas digestivos e problemas de pele que geralmente estão ligados ao estresse.

Mas talvez o dom mais profundo de Walnut seja sua capacidade de nos ajudar a ver o quadro maior de nossas vidas. Isso nos ajuda a reconhecer a interconexão de todas as coisas e a confiar no plano do universo para nós, mesmo quando não conseguimos ver o caminho a seguir. Ao cultivar um senso de confiança e entrega, podemos nos abrir para novas experiências e possibilidades e nos permitir ser guiados em direção ao nosso maior potencial.

O Floral de Bach Walnut é um valioso aliado para quem está passando por um período de mudança e transformação. Ao nos ajudar a deixar o passado para trás, permanecer fiéis a nós mesmos e confiar na jornada à frente, pode nos capacitar a abraçar novas oportunidades e viver nossas vidas ao máximo. Então, se você está se sentindo preso ou inseguro sobre o que o futuro reserva, experimente o Floral Walnut e veja como ele pode apoiá-lo em sua jornada de crescimento e evolução.

WATER VIOLET

Entre os muitos Florais de Bach disponíveis, Water Violet se destaca por sua notável capacidade de ajudar as pessoas a explorar sua força interior e encontrar paz e tranquilidade em meio ao caos da vida cotidiana.

Water Violet é particularmente eficaz para indivíduos que tendem a se isolar do mundo e buscar a solidão, encontrando conforto e consolo em sua própria companhia. Esses indivíduos costumam ser altamente autossuficientes e independentes e podem parecer indiferentes ou distantes dos outros. Eles podem relutar em pedir ajuda ou apoio, preferindo lidar com seus problemas por conta própria.

Apesar de sua independência, os indivíduos Water Violet não são necessariamente infelizes ou descontentes. Em vez disso, eles podem simplesmente valorizar sua privacidade e solidão mais do que a interação social e encontrar consolo em atividades como leitura, escrita ou meditação.

No entanto, períodos prolongados de solidão às vezes podem levar a sentimentos de isolamento ou solidão, e os indivíduos Water Violet podem lutar para se conectar com outras pessoas ou formar relacionamentos significativos. Isso pode ser particularmente desafiador no mundo acelerado e interconectado de hoje, onde a interação social costuma ser vista como essencial para o sucesso e a felicidade.

Felizmente, o Floral de Bach Water Violet pode ajudar a quebrar as barreiras que impedem os indivíduos de se conectarem com os outros e encontrarem seu lugar no mundo. Ao promover uma sensação de força interior e tranquilidade, este remédio pode ajudar os indivíduos a se abrirem para novas experiências e oportunidades e abraçar a riqueza e a diversidade da vida.

Water Violet pode ser particularmente útil para indivíduos que estão passando por períodos de mudança ou transição, como mudar para uma nova cidade ou começar um novo emprego. Pode ajudar a aliviar sentimentos de incerteza ou ansiedade e proporcionar uma sensação de estabilidade e segurança em meio à turbulência.

Para aqueles que estão lutando para se conectar com os outros, Water Violet pode ajudar a promover empatia e compreensão e encorajar as pessoas a se aproximarem e formarem relacionamentos significativos. Também pode ajudar a aliviar sentimentos de solidão ou isolamento e proporcionar uma sensação de conforto e apoio em tempos difíceis.

Water Violet é essencial para indivíduos que valorizam sua privacidade e solidão, mas podem ter dificuldade para se conectar com outras pessoas ou encontrar seu lugar no mundo. Com sua capacidade de promover força interior e tranquilidade, este Floral pode ajudar os indivíduos a se abrirem para novas experiências e oportunidades e abraçar a riqueza e a diversidade da vida. Então, se você está se afastando do mundo e buscando consolo na solidão, considere experimentar este Floral e libere o poder de sua força interior hoje.

WHITE CHESTNUT

Bem-vindo ao mundo do White Chestnut, onde a paz de espírito e a clareza mental estão a apenas algumas gotas de distância. Neste capítulo, exploraremos os benefícios e usos desse incrível remédio e descobriremos como ele pode ajudá-lo a superar a tagarelice incessante de sua mente, trazendo calma e serenidade ao seu mundo interior.

White Chestnut é o Floral perfeito para aqueles que são atormentados por pensamentos indesejados, argumentos mentais e preocupações repetitivas que parecem nunca ir embora. É uma excelente escolha para quem tem dificuldade em desligar a mente, mesmo durante o relaxamento ou o sono.

Este Floral funciona acalmando a mente hiperativa, liberando a tensão mental e restaurando a harmonia interior. Ajuda você a recuperar o controle de seus pensamentos e emoções, permitindo que você se concentre no momento presente e se sinta mais conectado ao seu eu interior.

Com White Chestnut, você será capaz de deixar de lado a verborragia mental incessante que o mantém preso em um ciclo de preocupação e ansiedade. Você descobrirá que agora pode abordar problemas e desafios com uma mente clara e focada, sem se distrair com pensamentos negativos ou conflitos internos.

Um dos maiores benefícios do Floral White Chestnut é que ele pode ajudá-lo a ter uma boa noite de sono. Ao acalmar a mente e aliviar a tensão, permite que você caia em um sono profundo e reparador, livre das preocupações que o mantêm acordado à noite.

Se você está enfrentando uma decisão difícil, se sentindo sobrecarregado ou simplesmente precisa limpar sua mente, o Floral de Bach White Chestnut pode ajudá-lo a encontrar a paz e a tranquilidade que você procura. É seguro e suave e pode ser usado por pessoas de todas as idades, incluindo crianças e animais de estimação.

White Chestnut é uma excelente escolha para quem luta com pensamentos indesejados, tagarelice mental e preocupações repetitivas. É uma ferramenta poderosa que pode ajudá-lo a restaurar a paz interior e a clareza mental, permitindo que você viva sua vida ao máximo promovendo uma mente calma e focada!

WILD OAT

Você está se sentindo perdido ou inseguro em relação ao seu caminho de vida? Você se encontra constantemente buscando novas oportunidades e experiências, mas nunca encontra o ajuste certo? Se for esse o caso, você pode se beneficiar do Floral Wild Oat.

Wild Oat é um remédio poderoso que pode ajudá-lo a encontrar sua verdadeira vocação e alcançar um senso de propósito e direção em sua vida. Este Floral é particularmente útil para aqueles que se sentem à deriva ou insatisfeitos em seu trabalho atual ou situação de vida e que buscam uma sensação mais profunda de realização.

A beleza do Floral Wild Oat é que ele pode ajudá-lo a sintonizar sua voz interior e se conectar com suas verdadeiras paixões e interesses. Ao alinhar suas ações e escolhas com o seu eu autêntico, você pode criar uma vida verdadeiramente plena e satisfatória.

Um dos principais benefícios do Wild Oat é sua capacidade de fornecer clareza e foco. Se você está se sentindo sobrecarregado ou disperso em seus pensamentos e ações, Wild Oat pode ajudá-lo a cortar o ruído e aprimorar o que realmente importa.

Com Wild Oat, você também pode ganhar um maior senso de determinação e autoconfiança. Ao confiar em si mesmo e em sua própria intuição, você pode tomar decisões que se alinham com seus verdadeiros desejos e objetivos. Isso pode levar a um maior senso de propósito e realização em todas as áreas de sua vida, desde sua carreira até seus relacionamentos.

Então, se você está se sentindo perdido ou inseguro, considere dar uma chance ao Floral Wild Oat. Com sua poderosa capacidade de conectá-lo com seu eu interior e fornecer clareza e foco, pode ser exatamente o que você precisa para encontrar sua verdadeira vocação e alcançar um senso de propósito e direção em sua vida.

WILD ROSE

Se você está procurando uma maneira de restaurar sua vitalidade e redescobrir sua paixão pela vida, Wild Rose pode ser exatamente o que você precisa. Este poderoso remédio pode ajudá-lo a se libertar da apatia e a encontrar propósito e entusiasmo renovados.

Wild Rose é um Floral de Bach que é especialmente projetado para tratar a falta de interesse na vida. Isso pode se manifestar de várias maneiras, como se sentir entediado ou desinteressado nas atividades diárias, falta de motivação ou ânimo, ou sentir-se resignado a uma existência monótona e insatisfatória. Se algum desses sintomas ressoar com você, a Wild Rose pode ser a solução perfeita.

Um dos principais benefícios de Wild Rose é que ele ajuda a nos reconectar com nosso senso interior de propósito e paixão. Quando perdemos de vista o que realmente importa para nós, podemos nos desconectar de nosso próprio senso de identidade e senso de si mesmo. Wild Rose ajuda a reacender essa centelha e nos traz de volta ao contato com nossos desejos e aspirações mais profundos.

Outra coisa maravilhosa sobre o Floral Wild Rose é que ele funciona em um nível emocional profundo. Este remédio não é simplesmente uma correção temporária, mas sim um meio de abordar a causa raiz de nossa falta de interesse na vida. Ao trabalhar para curar os desequilíbrios emocionais que sustentam nossos sentimentos de apatia, Wild Rose pode nos ajudar a alcançar mudanças duradouras e significativas.

Wild Rose é completamente natural e não invasivo. Ao contrário de muitos tratamentos convencionais, Wild Rose não vem com uma série de efeitos colaterais indesejados ou riscos. Em vez disso, oferece uma abordagem suave e holística para a cura que pode ser integrada perfeitamente à sua rotina diária.

Incorporar o Floral de Bach Wild Rose em sua vida é fácil e conveniente. Basta adicionar algumas gotas à água ou colocar algumas gotas sob a língua várias vezes ao dia. Você também pode adicioná-lo à água do banho ou usá-lo em um difusor para infundir seu espaço com suas propriedades curativas.

Wild Rose é uma ferramenta poderosa e eficaz para quem procura redescobrir sua paixão pela vida. Ao trabalhar para curar os desequilíbrios emocionais que levam à apatia e ao desinteresse, Wild Rose pode ajudá-lo a encontrar energia, propósito e entusiasmo renovados.

WILLOW

O Floral de Bach Willow é uma poderosa ajuda para aqueles que lutam contra o ressentimento, a amargura e a culpa. Se você costuma se sentir vitimizado pela vida e se queixa com frequência de suas circunstâncias, Willow pode ajudá-lo a mudar sua perspectiva e encontrar gratidão e perdão.

A chave para entender o poder de Willow está em sua capacidade de nos conectar com o fluxo e refluxo natural da vida. A vida nem sempre é fácil, e todos enfrentamos desafios e contratempos ao longo do caminho. No entanto, é nossa resposta a esses desafios que determina nosso nível de felicidade e realização. Se nos permitirmos ficar presos em um ciclo de culpa e amargura, criamos uma profecia autorrealizável que só leva a mais infelicidade e desapontamento.

Willow nos ajuda a quebrar esse ciclo, encorajando-nos a assumir a responsabilidade por nossas próprias emoções e reações. Isso nos ajuda a ver que não somos vítimas das circunstâncias, mas sim participantes ativos de nossas próprias vidas. Ao aceitar essa verdade, podemos começar a deixar de lado nossos ressentimentos e encontrar gratidão pelas bênçãos que temos.

Um dos principais benefícios do Willow é sua capacidade de promover o perdão. Guardar rancores e ressentimentos só cria mais dor e sofrimento em nossas vidas. Quando nos apegamos à raiva e à amargura, estamos apenas ferindo a nós mesmos. Willow nos ajuda a liberar essas emoções negativas e encontrar o perdão, tanto para nós mesmos quanto para os outros. Esta pode ser uma ferramenta poderosa para curar velhas feridas e restaurar relacionamentos que podem ter sido danificados por mágoas do passado.

Outro benefício do Willow é sua capacidade de nos ajudar a encontrar perspectiva. Quando somos apanhados no meio de nossas próprias lutas e desafios, pode ser difícil ver o quadro geral. Willow nos ajuda a dar um passo para trás e ver nossa situação com novos olhos. Isso pode nos ajudar a encontrar novas soluções e abordagens para nossos problemas, e também pode nos ajudar a apreciar as bênçãos que temos em nossa vida.

Se você está lutando contra o ressentimento, a amargura ou a culpa, Willow pode ser o remédio de que você precisa. Ao ajudá-lo a encontrar perdão, gratidão e perspectiva, pode ajudá-lo a se libertar de velhos padrões de negatividade e a criar um futuro mais brilhante e gratificante. Então, por que não tentar? Com a ajuda de Willow, você pode desbloquear o poder do perdão e da gratidão e criar uma vida mais feliz e pacífica para si mesmo.

RESCUE

Você é alguém que luta com emoções avassaladoras durante situações estressantes? Você acha difícil acalmar seus nervos e recuperar a compostura durante momentos de pânico ou angústia? Nesse caso, o Floral de Bach Rescue pode ser a solução que você está procurando!

Rescue Remedy é uma combinação única de cinco Florais de Bach que trabalham juntos para ajudar a acalmar a mente e o corpo. Esses cinco Florais - Rock Rose, Impatiens, Cherry Plum, Star of Bethlehem e Clematis - abordam diferentes aspectos do sofrimento emocional, como medo, impaciência ou choque.

Rock Rose, por exemplo, é conhecida por sua capacidade de aliviar o medo extremo e o pânico, enquanto a Impatiens ajuda a aliviar a impaciência e a irritabilidade. Cherry Plum aborda sentimentos de perda de controle, enquanto Star of Bethlehem é particularmente eficaz em lidar com o choque de um evento traumático. Finalmente, Clematis pode ajudar a trazer foco e clareza para a mente, particularmente em situações em que alguém pode se sentir desapegado ou sem chão.

A beleza do Floral de Bach Rescue é sua versatilidade - ele pode ser usado em uma variedade de situações onde o estresse emocional é um fator. Esteja você enfrentando um exame ou entrevista de emprego, passando por luto ou trauma, ou lidando com ansiedade ou ataques de pânico, Rescue pode fornecer uma sensação de calma e conforto.

Uma das melhores coisas sobre o Rescue é sua facilidade de uso. Seja na forma de gotas, spray ou pastilhas, pode ser ingerido diretamente ou adicionado à água ou outras bebidas. Também pode ser aplicado topicamente, como nas têmporas ou nos pulsos, para um alívio mais imediato.

Portanto, se você está procurando uma maneira natural e eficaz de lidar com o estresse e o sofrimento emocional, Rescue pode ser o ideal para você. Com sua combinação única de Florais de Bach, pode aliviar uma variedade de emoções negativas e trazer uma sensação de calma e equilíbrio à sua vida.

Rescue é uma ótima opção para quem procura administrar seu bem-estar emocional. Sua combinação de Florais de Bach pode proporcionar alívio de uma variedade de emoções negativas, e sua facilidade de uso o torna uma solução conveniente e acessível.

[1]

---

[1] *"Nota importante sobre todos os capítulos dos Florais de Bach: Cada capítulo é independente, permitindo a você a flexibilidade de lê-los em qualquer ordem que lhe convier. Por ser português minha primeira língua, recebi ajuda de meus amigos e software para escrever em inglês. Isso pode levar a casos em que você sente que a mesma informação está sendo repetida intencionalmente."*

Como escolher o Floral certo

À medida que o sol nasce em um novo dia, nos deparamos com inúmeras escolhas. O que vestir, o que comer e como gastar nosso tempo são apenas alguns exemplos das muitas decisões que tomamos todos os dias. No entanto, algumas escolhas são mais importantes do que outras, e escolher o Floral certo para atender às suas necessidades emocionais é uma delas.

Quando se trata de escolher o Floral certo do sistema de Florais de Bach, há vários fatores a serem considerados. Em primeiro lugar, é essencial entender seu estado emocional e o problema específico que você deseja resolver. Cada remédio é projetado para ajudar com um estado emocional específico, por isso é crucial escolher o remédio que se alinhe às suas necessidades emocionais.

Outro fator crítico a considerar é a intensidade de suas emoções. Se você está experimentando emoções fortes e avassaladoras, pode precisar de um remédio mais potente para ajudar a equilibrar e restaurar a harmonia emocional. Por outro lado, se suas emoções forem mais brandas ou passageiras, um remédio mais suave pode ser mais apropriado.

Também é importante considerar a duração do seu estado emocional. Se você está experimentando o mesmo estado emocional por um longo período, pode ser necessária uma abordagem de longo prazo. Alternativamente, se suas emoções forem mais temporárias, um remédio de curto prazo pode ser suficiente.

Ao selecionar um remédio, é essencial confiar em sua intuição e ouvir seu corpo. Preste atenção a quaisquer sensações físicas ou respostas emocionais que você possa ter ao considerar um determinado remédio. Seu corpo pode estar enviando sinais que podem orientá-lo para o remédio que será mais eficaz para você.

Finalmente, vale a pena notar que selecionar um remédio não é um evento único. À medida que continuamos a evoluir e crescer, nossas necessidades e estados emocionais podem mudar. É essencial reavaliar nossos estados emocionais regularmente e escolher os remédios apropriados de acordo.

Escolher o Remédio Floral de Bach certo é um processo profundamente pessoal e intuitivo que requer consideração cuidadosa de vários fatores. Ao entender suas necessidades emocionais, a intensidade e a duração de seu estado emocional e ouvir os sinais de seu corpo, você pode selecionar o remédio que melhor apoiará sua cura emocional e bem-estar.

Embora os Florais de Bach possam ser uma ferramenta útil para promover a cura emocional e o bem-estar, é importante observar que eles não substituem a terapia profissional. Embora os remédios possam fornecer suporte e ajudar a controlar os estados

emocionais, eles podem não abordar as causas profundas dos problemas emocionais.

Um terapeuta pode fornecer orientação e apoio na exploração dos problemas emocionais subjacentes e ajudar a desenvolver estratégias para a cura emocional de longo prazo. Trabalhar com um terapeuta também pode ajudar a identificar padrões de comportamento ou pensamento que possam estar contribuindo para o sofrimento emocional e fornecer ferramentas para abordá-los.

Além disso, um terapeuta pode ajudar a garantir que os remédios escolhidos sejam apropriados para suas necessidades individuais e que sejam usados em conjunto com outros tratamentos ou medicamentos com segurança.

É importante abordar a cura emocional de uma perspectiva holística, que inclui aspectos emocionais e físicos. Embora os Florais de Bach possam ser uma ferramenta essencial na promoção do bem-estar emocional, trabalhar com um terapeuta pode fornecer suporte e orientação adicionais para alcançar a cura emocional e o bem-estar geral a longo prazo.

Mais uma vez, estou ansioso para transmitir algum conhecimento sobre os Florais de Bach. Uma das maneiras mais rápidas de entender os estados emocionais que cada remédio aborda é reconhecer que cada um dos 38 remédios é projetado para tratar de um estado emocional específico. Ao reservar um tempo para entender os estados emocionais com os quais cada remédio visa ajudar, podemos tomar uma decisão informada sobre qual remédio se alinha melhor com nossas necessidades emocionais e apoia nosso bem-estar geral. No entanto, vale ressaltar que, para questões emocionais mais complexas, não posso deixar de enfatizar a importância de buscar a orientação de um terapeuta para obter os melhores resultados possíveis.

Agrimony: Para aqueles que escondem sua dor emocional por trás de um exterior alegre.

Aspen: Para aqueles que experimentam medos e ansiedade vagos e inexplicáveis.

Beech: Para aqueles que são críticos ou intolerantes com os outros.

Centaury: Para quem tem dificuldade em dizer "não" e luta para se afirmar.

Cerato: Para aqueles que não confiam em seu próprio julgamento e confiam nas opiniões dos outros.

Cherry Plum: Para quem tem medo de perder o controle de suas emoções ou ações.

Chestnut Bud: Para aqueles que repetem os mesmos erros e lutam para aprender com suas experiências.

Chicory: Para aqueles que são excessivamente possessivos ou controladores dos outros.

Clematis: Para quem tem tendência a sonhar acordado ou viver em seu próprio mundo.

Crab Apple: Para aqueles que se sentem impuros ou envergonhados e lutam com a autoaceitação.

Elm: Para aqueles que se sentem sobrecarregados ou sobrecarregados pela responsabilidade.

Gentian: Para aqueles que ficam facilmente desencorajados ou desanimados por contratempos.

Gorse: Para aqueles que se sentem sem esperança e desistiram de encontrar uma solução para seus problemas.

Heather: Para aqueles que são excessivamente falantes ou buscam atenção.

Holly: Para aqueles que sentem ciúme, inveja ou suspeita em relação aos outros.

Honeysuckle: Para aqueles que vivem no passado e lutam para seguir em frente.

Hornbeam: Para aqueles que se sentem cansados ou exaustos, mas lutam para começar as tarefas.

Impatiens: Para aqueles que são impacientes ou facilmente frustrados.

Larch: Para aqueles que não confiam em suas próprias habilidades.

Mimulus: Para aqueles que experimentam medos ou fobias específicas.

Mustard: Para quem sente uma tristeza profunda ou depressão sem causa aparente.

Oak: Para aqueles que persistem na dificuldade e ficam exaustos ou exaustos.

Olive: Para quem se sente esgotado ou exausto e luta para recuperar as energias.

Pine: Para aqueles que se sentem culpados ou responsáveis por coisas que estão fora de seu controle.

Red Chestnut: Para aqueles que experimentam preocupação excessiva ou medo pela segurança dos outros.

Rock Rose: Para quem sente medo ou terror intenso.

Rock Water: Para aqueles que são rígidos em suas crenças ou estilo de vida.

Scleranthus: Para aqueles que lutam para tomar decisões ou são indecisos.

Star of Bethlehem: Para aqueles que sofreram choque ou trauma.

Sweet Chestnut: Para aqueles que experimentam extrema dor emocional ou angústia.

Vervain: Para aqueles que são excessivamente entusiasmados ou apaixonados e lutam para relaxar.

Vine: Para aqueles que são dominadores ou controladores em relação aos outros.

Walnut: Para quem está passando por um período de transição ou mudança.

Water Violet: Para aqueles que são independentes ou reservados e lutam para se conectar com os outros.

White Chestnut: Para quem tem pensamentos persistentes ou indesejados.

Wild Oat: Para aqueles que lutam para encontrar direção ou propósito na vida.

Wild Rose: Para aqueles que se sentem apáticos ou resignados com suas circunstâncias.

Willow: Para aqueles que se sentem ressentidos ou amargos em relação aos outros ou às circunstâncias da vida.

Para resumir, selecionar o Floral de Bach apropriado requer uma compreensão completa dos estados emocionais para os quais cada Floral foi projetado. Ao escolher o remédio que se alinha com nossas necessidades emocionais, podemos promover a cura emocional e o bem-estar geral. Para uma compreensão mais detalhada de cada Floral de Bach, recomendo revisitar o capítulo de cada remédio.

O PROCESSO DE CURA

A cura emocional e o bem-estar são aspectos essenciais de uma vida feliz e plena. Infelizmente, navegar pelos altos e baixos da vida pode ser desafiador, e muitos de nós lutamos com problemas emocionais em algum momento de nossas vidas. Esteja você lutando contra ansiedade, depressão, luto ou qualquer outro problema emocional, a jornada em direção à cura e ao bem-estar emocional pode ser uma experiência transformadora e fortalecedora.

Os Florais de Bach oferecem uma abordagem única e natural para promover a cura emocional e o bem-estar. Os remédios funcionam abordando estados emocionais específicos, promovendo o equilíbrio emocional e restaurando a harmonia da mente e do corpo. Eles são suaves, seguros e podem ser usados em conjunto com outros tratamentos ou medicamentos.

A beleza dos Florais de Bach é que eles são projetados para apoiar as necessidades emocionais únicas de cada indivíduo. Ao entender os estados emocionais que cada remédio aborda, podemos selecionar os remédios que melhor se alinham com nossas necessidades emocionais e apoiam nosso bem-estar geral.

A jornada de cura com os Florais de Bach é uma experiência única e profundamente pessoal. Requer autoconsciência, autocuidado e vontade de explorar e refletir sobre nossos estados emocionais e gatilhos. A jornada em direção à cura emocional pode ser desafiadora, mas também pode ser uma experiência transformadora e fortalecedora.

Um dos aspectos mais críticos da jornada de cura envolve o desenvolvimento de um senso elevado de autoconsciência. Ao obter uma compreensão mais profunda de nossos estados e gatilhos emocionais, podemos obter informações valiosas sobre nossas necessidades e selecionar os remédios mais adequados para facilitar nossa cura emocional. Esse processo pode envolver o mergulho em experiências passadas, a análise de padrões comportamentais ou de pensamento e o envolvimento em autorreflexão consciente.

Outro componente fundamental da jornada de cura é o autocuidado. O autocuidado pode assumir várias formas, como manter um sono adequado, seguir uma dieta nutritiva, praticar atividades físicas de rotina e fazer pausas regulares para relaxar e re-energizar. Priorizar o autocuidado é crucial para manter nosso bem-estar geral e torná-lo um hábito em nossa vida cotidiana.

Buscar a ajuda de um terapeuta também pode ser um recurso valioso no processo de cura. Ao colaborar com um terapeuta, podemos obter orientação e apoio para explorar nossos problemas emocionais, aprimorar nossos mecanismos de enfrentamento e cultivar um bem-estar emocional duradouro.

É fundamental abordar a jornada de cura com uma mentalidade receptiva e um coração aberto. Embora a jornada em direção à cura emocional possa ser árdua, ela pode levar a uma transformação profunda e a uma sensação de empoderamento. Ao manter a mente aberta e nos expor a novas experiências e perspectivas, podemos promover resiliência, crescimento e prosperidade emocional.

Portanto, os Florais de Bach oferecem uma abordagem excepcional e natural para apoiar a cura emocional e o bem-estar geral. A jornada rumo à cura emocional é uma experiência profundamente pessoal que requer paciência, compaixão e tempo. Ao praticar a autoconsciência, o autocuidado e buscar a ajuda de um terapeuta, podemos facilitar nossa cura emocional e promover nosso bem-estar geral.

Desenvolvendo uma abordagem holística para o bem-estar com os Florais de Bach

No mundo de hoje, o conceito de bem-estar expandiu-se para além da mera saúde física. O bem-estar holístico abrange múltiplas dimensões, incluindo bem-estar emocional, social, intelectual, espiritual e ocupacional. Os Florais de Bach oferecem uma abordagem única e natural para o bem-estar holístico, visando a dimensão emocional para facilitar a cura emocional e promover o bem-estar geral.

Para desenvolver uma abordagem holística para o bem-estar com os Florais de Bach, é essencial entender a interconexão das várias dimensões do bem-estar. A saúde emocional está intimamente ligada ao bem-estar físico, social e espiritual. Estados emocionais negativos podem se manifestar fisicamente, levando a sintomas como dores de cabeça, problemas digestivos ou tensão muscular. Por outro lado, estados físicos insalubres podem resultar em problemas emocionais, como ansiedade, estresse ou depressão.

O uso dos Florais de Bach pode ajudar a resolver problemas emocionais e promover o bem-estar holístico. Os Florais de Bach facilitam a liberação de emoções negativas, permitindo que as pessoas se sintam mais em paz e mais capazes de administrar suas emoções. Ao promover a cura emocional, os Florais de Bach podem ajudar os indivíduos a quebrar o ciclo negativo entre a saúde física e emocional.

Para desenvolver uma abordagem holística para o bem-estar com os Florais de Bach, é essencial incorporar várias práticas de autocuidado em nossa rotina diária. Exercício regular, hábitos alimentares saudáveis, técnicas de controle do estresse e priorização do autocuidado emocional são exemplos de práticas de autocuidado que podem promover o bem-estar holístico.

As práticas de autocuidado emocional podem incluir atenção plena, meditação, registro no diário ou envolvimento em atividades que promovam emoções positivas, como passar o tempo na natureza, praticar a gratidão ou se envolver em hobbies ou atividades criativas.

Trabalhar com um terapeuta de Florais de Bach também pode ser um componente valioso de uma abordagem holística para o bem-estar. Um terapeuta pode ajudar a identificar os remédios apropriados para as necessidades emocionais de um indivíduo, apoiar a cura emocional e oferecer orientação sobre o desenvolvimento de práticas saudáveis de autocuidado. Um terapeuta também pode fornecer apoio e encorajamento, ajudando os indivíduos a permanecerem no caminho certo em sua jornada de autocuidado e cura emocional.

Os Florais de Bach oferecem uma abordagem única e natural para promover o bem-estar holístico, visando a dimensão emocional. Para desenvolver uma abordagem holística para o bem-estar com os Florais de Bach, é essencial entender a interconexão de várias dimensões do bem-estar e priorizar as práticas de autocuidado. Ao incorporar os Florais de Bach em nossa rotina de autocuidado e buscar a orientação de um terapeuta, podemos promover a cura emocional, alcançar o equilíbrio e alcançar o bem-estar geral. Uma abordagem holística para o bem-estar com os Florais de Bach pode ser transformadora, fortalecedora e transformadora.

Gerenciando a desintoxicação emocional e física

Ao longo da vida, encontramos uma variedade de estressores que podem afetar nossa saúde emocional e física. Esses estressores podem variar de pressões e desafios diários a grandes mudanças na vida, traumas e doenças. Para apoiar nosso bem-estar geral, é essencial praticar o autocuidado e desenvolver uma abordagem holística para o bem-estar, incluindo o gerenciamento da desintoxicação emocional e física.

A desintoxicação é o processo de remoção de toxinas e outras substâncias nocivas do corpo. A desintoxicação emocional e física envolve liberar emoções, pensamentos e comportamentos negativos que não nos servem mais e substituí-los por positivos e fortalecedores. Os Florais de Bach podem ser uma ferramenta poderosa para apoiar a desintoxicação emocional e física.

Para gerenciar a desintoxicação emocional, é essencial identificar e reconhecer as emoções negativas que podemos estar retendo, como medo, raiva, ressentimento e tristeza. Uma vez que identificamos essas emoções, podemos selecionar os Florais de Bach apropriados para apoiar nossa cura emocional. Por exemplo, se sentirmos medo e ansiedade, podemos nos beneficiar do uso de Mimulus ou Aspen. Se estivermos nos sentindo sobrecarregados e estressados, podemos nos beneficiar do uso de Rescue. Ao usar os Florais de Bach para atender às nossas necessidades emocionais, podemos apoiar o processo de desintoxicação emocional.

A desintoxicação física envolve a eliminação de toxinas e substâncias nocivas de nossos corpos. Isso pode ser alcançado por meio de uma variedade de práticas, como uma dieta saudável, exercícios regulares, hidratação e redução da exposição a toxinas ambientais. Os Florais de Bach também podem apoiar a desintoxicação física, abordando os fatores emocionais e mentais que contribuem para doenças. Por exemplo, se estivermos enfrentando estresse crônico, podemos nos beneficiar do uso de Agrimony ou Vervain para apoiar o relaxamento e reduzir a tensão.

É importante abordar a desintoxicação emocional e física com paciência e autocompaixão. O processo de desintoxicação pode ser desafiador e é essencial dar a nós mesmos tempo e espaço para nos curarmos. Podemos apoiar nosso processo de desintoxicação praticando o autocuidado, como dormir o suficiente, comer uma dieta saudável e praticar atividades físicas regulares.

Gerenciar a desintoxicação emocional e física é uma parte crucial do desenvolvimento de uma abordagem holística para o bem-estar. Os Florais de Bach podem ser uma ferramenta poderosa para apoiar a desintoxicação emocional e física. Ao identificar e reconhecer emoções negativas e usar os Florais de Bach apropriados, podemos apoiar nossa cura emocional. Ao praticar o autocuidado e reduzir a exposição a toxinas ambientais, podemos apoiar nossa desintoxicação física. Convido você a explorar os benefícios dos Florais de Bach e desenvolver uma abordagem holística para o bem-estar emocional e físico, à cura emocional com os Florais de Bach

Abaixo estão alguns exemplos que demonstram a aplicação prática dos Florais de Bach.

ansiedade e depressão

Um dos Florais de Bach mais usados para ansiedade e depressão é o Rescue. Este Floral é uma combinação de cinco outros florais de Bach, incluindo Impatiens, Star of Bethlehem, Cherry Plum, Rock Rose e Clematis. Ele foi projetado para ajudar a gerenciar sentimentos de pânico, medo e opressão, tornando-o uma excelente opção para quem sofre de ansiedade ou depressão.

Outro Floral de Bach que pode ser útil para ansiedade e depressão é o White Chestnut. Este Floral é projetado para ajudar a acalmar a mente e aliviar pensamentos persistentes ou acelerados que podem contribuir para sentimentos de ansiedade e depressão. É uma excelente opção para quem luta com pensamentos acelerados ou acha difícil acalmar a mente.

Mimulus é outro Floral de Bach que pode ser útil para a ansiedade. Este é projetado para ajudar a controlar o medo e a ansiedade relacionados a situações ou fobias específicas, tornando-se uma excelente opção para quem sente ansiedade relacionada a gatilhos ou situações específicas.

Para aqueles que lutam contra a depressão, a Gentian pode ser uma excelente opção. Este Floral é desenvolvido para ajudar a controlar sentimentos de desânimo ou desesperança e pode ser útil para aqueles que lutam com padrões de pensamento negativo ou baixa autoestima.

Além disso, a Mustard pode ser um Floral útil para aqueles que sofrem de depressão. Este é planejado para ajudar a controlar sentimentos de tristeza ou depressão que vêm e vão sem uma causa aparente. Pode ser útil para aqueles que experimentam episódios depressivos que parecem surgir do nada.

É importante observar que os Florais de Bach não substituem o tratamento médico profissional, e aqueles que sofrem de ansiedade ou depressão severa devem procurar a ajuda de um profissional de saúde. No entanto, para aqueles que apresentam sintomas leves a moderados, os Florais de Bach podem ser uma maneira segura e eficaz de controlar os sintomas de forma natural e holística.

Ao usar os Florais de Bach para ansiedade ou depressão, é essencial escolher os remédios que melhor se alinham com seus sintomas específicos e necessidades emocionais. Trabalhar com um praticante de Florais de Bach ou profissional de saúde experiente pode ajudar a garantir que você esteja escolhendo os remédios certos e usando-os corretamente.

Os Florais de Bach podem ser uma maneira segura e eficaz de controlar os sintomas de ansiedade e depressão de forma natural e holística. Ao escolher os remédios que melhor se alinham com seus sintomas específicos e necessidades emocionais, você pode apoiar seu bem-estar emocional geral e promover uma sensação de calma e equilíbrio em sua vida.

dor e perda

A experiência de luto e perda é uma parte inevitável da vida, e todo mundo passa por isso em algum momento. Seja a perda de um ente querido, um emprego, um relacionamento ou até mesmo

um animal de estimação, a dor emocional e o estresse podem ser esmagadores. É essencial entender que o processo de luto de cada pessoa é único e não existe uma maneira certa ou errada de sofrer. No entanto, os Florais de Bach podem fornecer suporte e aliviar a dor emocional durante esse período difícil.

O Floral de Bach mais comumente usado para luto e perda é Star of Bethlehem. Este é particularmente útil para aliviar o choque e o trauma que muitas vezes acompanham perdas repentinas ou notícias inesperadas. Star of Bethlehem ajuda a restaurar uma sensação de paz interior e conforto, permitindo que o indivíduo processe suas emoções de forma mais eficaz.

Outro Floral usado para o luto é Sweet Chestnut. Este Floral é particularmente útil para indivíduos que experimentam dor emocional profunda e intensa, sentimentos de desesperança e desespero. Sweet Chestnut pode ajudar a aliviar a dor emocional e promover uma sensação de conforto e esperança.

Gorse é outro Floral de Bach que pode ser útil em momentos de luto e perda. Este Floral é particularmente útil para indivíduos que estão experimentando uma sensação de desesperança e desespero e que sentem que não há esperança para o futuro. Gorse pode ajudar a restaurar um senso de otimismo e positividade, permitindo que o indivíduo siga em frente e encontre esperança no futuro.

Outros Florais de Bach que podem ser úteis para o luto e a perda incluem Cherry Plum, que pode ajudar a aliviar o medo e a ansiedade que geralmente acompanham a perda, e Honeysuckle, que pode ajudar as pessoas a deixar o passado para trás e seguir em frente com suas vidas.

É importante lembrar, mais uma vez, que os Florais de Bach não substituem o suporte médico ou terapêutico profissional. Ainda assim, eles podem fornecer apoio e aliviar a dor emocional em tempos difíceis. Se você está lutando contra o luto e a perda, é essencial procurar o apoio de um terapeuta ou conselheiro licenciado que possa fornecer orientação e apoio enquanto você navega em suas emoções.

Os Florais de Bach podem fornecer apoio e aliviar a dor emocional durante momentos de luto e perda. Os remédios podem ajudar a restaurar uma sensação de paz interior e conforto, promover uma sensação de otimismo e positividade e permitir que os indivíduos sigam em frente e encontrem esperança no futuro. Se você está lutando contra o luto e a perda, encorajo-o a explorar o uso dos Florais de Bach como parte de seu suporte emocional geral e jornada de cura.

estresse e esgotamento

No mundo acelerado de hoje, o estresse e o esgotamento tornaram-se problemas comuns para muitas pessoas. Da pressão do trabalho às responsabilidades familiares, as demandas da vida moderna podem nos deixar sobrecarregados e exaustos. Felizmente, os Florais de Bach oferecem uma solução natural e eficaz para controlar o estresse e prevenir o esgotamento.

O estresse é uma resposta natural a situações desafiadoras e pode nos motivar a agir e resolver problemas. No entanto, o estresse crônico pode levar à exaustão física e emocional e, se não for controlado, pode contribuir para o esgotamento. Burnout é um estado de exaustão emocional, física e mental que resulta do estresse prolongado.

Os Florais de Bach podem ajudar a controlar o estresse e prevenir o esgotamento, abordando as causas emocionais dessas condições. Cada Floral é projetado para abordar um estado emocional específico, como medo, ansiedade ou opressão, que pode contribuir para o estresse e o esgotamento.

Um dos Florais de Bach mais usados para estresse e esgotamento é o Rescue. Este Floral é uma combinação de cinco Florais de Bach diferentes e foi criado para fornecer alívio imediato do estresse e da ansiedade. Pode ser tomado conforme necessário ao longo do dia para ajudar a controlar o estresse e prevenir o esgotamento.

Outros Florais de Bach que podem ser úteis para controlar o estresse e prevenir o esgotamento incluem:

Elm: para opressão e em caso de sentir-se incapaz de lidar com demandas e responsabilidades.
Oak: para quem trabalha incansavelmente e negligencia o autocuidado, levando ao esgotamento.
White Chestnut: para pensamentos acelerados e conversas mentais que contribuem para o estresse e impedem um sono reparador.
Impatiens: para impaciência e irritabilidade, que podem contribuir para o estresse e tensão nos relacionamentos.
Ao usar os Florais de Bach para estresse e esgotamento, é importante escolher remédios que abordem os estados emocionais específicos que *contribuem* para essas condições. Também é essencial seguir a dosagem recomendada e a frequência de uso de cada remédio.

Além de usar os Florais de Bach, é importante praticar técnicas de autocuidado e gerenciamento de estresse para evitar o esgotamento. Isso pode incluir atividades como exercícios regulares, meditação e dormir o suficiente. Buscar o apoio de um terapeuta ou profissional de saúde mental também pode ser útil para controlar o estresse e prevenir o esgotamento.

Os Florais de Bach oferecem uma solução natural e eficaz para controlar o estresse e prevenir o esgotamento. Ao abordar as causas emocionais dessas condições, os Florais de Bach podem proporcionar alívio e promover o bem-estar geral. Ao usar os Florais de Bach para estresse e esgotamento, é importante escolher remédios que abordem estados emocionais específicos e praticar técnicas de autocuidado e gerenciamento de estresse.

Usando Florais de Bach para dormir e relaxar

Ter um sono de qualidade suficiente e ter tempo para relaxar são essenciais para manter o bem-estar físico e emocional. No entanto, muitas pessoas lutam com problemas relacionados ao sono, como insônia, apneia do sono ou sono agitado. Além disso, pode ser um desafio encontrar tempo para relaxar e descontrair em meio às demandas da vida diária. Os Florais de Bach podem ser uma maneira natural e eficaz de apoiar um sono reparador e promover o relaxamento.

A seguir estão alguns dos Florais de Bach comumente usados para dormir e relaxar:

White Chestnut - Este remédio é benéfico para acalmar a mente e promover pensamentos pacíficos, o que pode ser especialmente útil para indivíduos que experimentam

pensamentos acelerados ou tagarelice mental persistente na hora de dormir.

Rescue - Este Floral combinado é frequentemente usado para estresse agudo ou ansiedade, o que pode interferir no sono. Ele contém uma mistura de cinco Florais de Bach diferentes, incluindo Cherry Plum, Clematis, Impatiens, Rock Rose e Star of Bethlehem.

Agrimony - Este Floral pode ser útil para indivíduos que usam o humor ou uma atitude positiva para mascarar o estresse ou a ansiedade subjacentes, que podem interferir no sono reparador.

Aspen - Este é benéfico para indivíduos que experimentam medos vagos ou desconhecidos que podem atrapalhar o sono, como pesadelos ou terrores noturnos.

Vervain - Este Floral pode ser útil para indivíduos que experimentam tensão física e inquietação que podem interferir no sono.

Para usar os Florais de Bach para dormir e relaxar, comece selecionando o remédio apropriado ou combinação de remédios com base em seus sintomas específicos ou estado emocional. Adicione duas gotas do remédio selecionado a um copo de água e beba lentamente ao longo do dia ou antes de dormir. Como alternativa, adicione duas gotas do remédio selecionado a um borrifador cheio de água e borrife seu travesseiro ou roupa de cama antes de dormir.

É importante observar que os Florais de Bach não se destinam a substituir o tratamento médico para problemas relacionados ao sono. Se você está tendo distúrbios crônicos ou graves do sono, é essencial falar com seu médico para descartar quaisquer condições médicas subjacentes ou para discutir as opções de tratamento.

Além dos Florais de Bach, existem várias mudanças no estilo de vida que podem promover um sono reparador e relaxamento. Esses incluem:

Estabelecer uma rotina de sono consistente, incluindo ir para a cama e acordar no mesmo horário todos os dias.

Crie uma rotina relaxante para a hora de dormir, como tomar um banho morno ou praticar ioga suave ou alongamento.

Evitar atividades estimulantes antes de dormir, como tempo de tela ou exercícios vigorosos.

Criar um ambiente de sono confortável, incluindo um quarto fresco e escuro, roupa de cama confortável e um colchão de apoio.

Praticar técnicas de redução do estresse, como meditação, exercícios de respiração profunda ou ioga suave.

Os Florais de Bach podem ser uma maneira natural e eficaz de apoiar um sono reparador e promover o relaxamento. Ao selecionar os remédios apropriados com base em seus sintomas específicos ou estado emocional e incorporar mudanças de estilo de vida que apoiem o sono e o relaxamento, você pode melhorar seu bem-estar geral e desfrutar de um sono mais reparador e rejuvenescedor.

Criando misturas personalizadas para necessidades específicas

Os Florais de Bach oferecem uma abordagem única e natural para a cura emocional e o bem-estar. Um dos muitos benefícios desses remédios é a capacidade de criar misturas personalizadas para atender a necessidades emocionais específicas. Ao combinar diferentes Florais de Bach, podemos adaptar nossa abordagem à cura emocional e apoiar nosso bem-estar geral.

Para criar uma mistura personalizada, é essencial primeiro identificar as questões ou necessidades emocionais específicas que queremos abordar. Isso pode envolver refletir sobre nosso estado emocional, examinar padrões de comportamento ou pensamento e considerar quaisquer traumas ou experiências passadas que possam estar contribuindo para nosso estado emocional atual.

Depois de identificarmos nossas necessidades emocionais, podemos começar a selecionar os Florais de Bach apropriados para incluir em nossa mistura personalizada. Cada Floral de Bach é projetado para abordar estados emocionais específicos e, ao selecionar os remédios apropriados, podemos direcionar os problemas emocionais que queremos abordar.

Por exemplo, se estivermos experimentando sentimentos de opressão e ansiedade, podemos considerar a inclusão de florais como Rock Rose, Mimulus e White Chestnut em nossa mistura personalizada. Alternativamente, se estivermos experimentando sentimentos de tristeza e pesar, podemos incluir florais como Star of Bethlehem, Willow e Sweet Chestnut.

Ao criar uma mistura personalizada, é essencial ter em mente que cada remédio tem um papel único a desempenhar no tratamento de problemas emocionais. É importante selecionar remédios que se complementem e trabalhem juntos para apoiar a cura emocional.

Para usar a mistura personalizada, tome quatro gotas quatro vezes ao dia ou conforme necessário. As gotas podem ser tomadas diretamente sob a língua ou adicionadas a um copo de água. É essencial agitar bem o frasco antes de cada uso para garantir que os remédios fiquem bem misturados.

Criar uma mistura personalizada é uma abordagem única e pessoal para a cura emocional com os Florais de Bach. Ao adaptar nossa abordagem à cura emocional, podemos atender a necessidades emocionais específicas e apoiar nosso bem-estar geral. Eu o encorajo a explorar as muitas possibilidades de criar misturas personalizadas com os Florais de Bach e a descobrir o poder transformador desses remédios por si mesmo.

Usando os Florais de Bach em Família

Como criaturas sociais, dependemos fortemente de nossa família para apoio, orientação e amor. Mas mesmo as famílias mais amorosas e solidárias podem enfrentar desafios que testam seus laços. Seja uma criança lutando contra a ansiedade ou um pai lidando com a perda de um ente querido, o sofrimento emocional pode afetar todos os envolvidos.

É aí que os Florais de Bach podem ajudar. Com sua abordagem gentil e natural para a cura emocional, eles podem fornecer apoio e alívio para toda a família. Aqui estão algumas dicas sobre como usar os Florais de Bach em família:

Identifique as Emoções: O primeiro passo para usar os Florais de Bach como uma família é identificar as emoções que cada membro está experimentando. Existem padrões recorrentes de emoções negativas, como ansiedade ou raiva? Existem situações específicas que desencadeiam sofrimento emocional, como ir à escola ou ao trabalho? Ao identificar essas emoções, você pode escolher os Florais de Bach apropriados para abordá-las.

<u>Crie um Plano Personalizado:</u> Depois de identificar as emoções que precisam ser abordadas, você pode criar um plano personalizado para cada membro da família. Isso pode envolver tomar remédios específicos de Bach, individualmente ou em combinação, dependendo do estado emocional. É importante observar que os Florais de Bach são seguros e não invasivos e podem ser tomados juntamente com outras formas de medicação ou terapia.

<u>Integre os Florais de Bach à rotina diária:</u> Para garantir consistência e eficácia, é importante integrar os Florais de Bach à rotina diária de sua família. Isso pode envolver tomar remédios em horários específicos do dia, como antes de dormir ou pela manhã. Também pode envolver o uso de remédios em situações específicas, como antes de um evento estressante ou durante uma conversa difícil.

<u>Monitore o progresso:</u> como em qualquer forma de terapia, é importante monitorar o progresso e ajustar o plano conforme necessário. Isso pode envolver manter um diário de emoções e remédios usados e avaliar a eficácia ao longo do tempo. Também é importante se comunicar abertamente com cada membro da família e ajustar o plano conforme necessário.

Os Florais de Bach podem ser valiosos para famílias que procuram administrar seu bem-estar emocional. Ao identificar emoções, criar planos personalizados, integrar remédios às rotinas diárias e monitorar o progresso, as famílias podem trabalhar juntas para lidar com o sofrimento emocional e trazer uma sensação de calma e equilíbrio para suas vidas

Usando Florais de Bach no cuidado de animais

Os Florais de Bach não são úteis apenas para humanos, mas também para animais. Na verdade, os Florais de Bach podem ser uma maneira natural e eficaz de promover a cura emocional e física em nossos companheiros animais. Eles funcionam bem em combinação com cuidados veterinários tradicionais e podem ser usados para apoiar o bem-estar emocional de nossos animais.

A filosofia por trás dos Florais de Bach é que os desequilíbrios emocionais podem levar a doenças físicas em animais, assim como em humanos. Por exemplo, se um animal sentir medo, pode causar sintomas físicos, como coração acelerado, tremores ou problemas digestivos. Ao abordar o desequilíbrio emocional com um Floral de Bach, os sintomas físicos também podem ser aliviados.

O primeiro passo para usar os Florais de Bach para animais é observar seu comportamento e estado emocional. Assim como nos humanos, os Florais de Bach são escolhidos com base no estado emocional do animal, e não nos sintomas físicos que estão experimentando. Por exemplo, se um animal está exibindo sinais de medo, um Remédio como o Mimulus pode ser apropriado. Se um animal está se sentindo sobrecarregado e estressado, um remédio como Rock Rose ou Rescue pode ser útil.

É importante observar que os Florais de Bach são seguros para animais e não apresentam efeitos colaterais conhecidos. Eles podem ser administrados diretamente ao animal ou adicionados à sua comida ou água. É melhor começar com uma dose pequena e observar a resposta do animal antes de aumentar a dosagem.

Os Florais de Bach podem ser usados para uma variedade de condições animais, como ansiedade de separação, medo de ruídos altos, comportamento agressivo, luto e perda e muito mais. Por exemplo, se um animal está experimentando ansiedade de separação, uma combinação de Rock Rose, Mimulus e Honeysuckle pode ser útil.

É importante lembrar que os Florais de Bach não devem substituir os cuidados veterinários tradicionais. Eles podem ser usados em combinação com tratamento veterinário para promover a cura emocional e física em nossos companheiros animais. É sempre melhor consultar um veterinário antes de usar os Florais de Bach para qualquer condição animal.

Os Florais de Bach podem ser uma maneira natural e eficaz de promover a cura emocional e física em nossos companheiros animais. Eles trabalham abordando os desequilíbrios emocionais que podem levar a sintomas físicos em animais. Ao observar o comportamento e o estado emocional de um animal, podemos escolher o Floral de Bach apropriado para apoiar seu bem-estar emocional. Como acontece com qualquer remédio natural, é importante usar os Florais de Bach em conjunto com os cuidados veterinários tradicionais.

Cura Ambiental

O ambiente em que vivemos desempenha um papel crucial no nosso bem-estar físico e emocional. Infelizmente, nosso mundo moderno está cheio de estressores ambientais que podem prejudicar nossa saúde. Da poluição à radiação eletromagnética, é importante encontrar maneiras de nos proteger e promover a cura ambiental. Aqui estão algumas dicas sobre como usar os Florais de Bach na cura ambiental:

Identifique os estressores ambientais: O primeiro passo ao usar os Florais de Bach para a cura ambiental é identificar os estressores que estão afetando seu ambiente. Isso pode incluir poluição, ruído, radiação eletromagnética ou outras formas de toxicidade ambiental.

Escolha os Florais de Bach apropriados: Depois de identificar os estressores ambientais, você pode escolher os Florais de Bach apropriados para resolvê-los. Por exemplo, se a poluição é um problema, você pode considerar o uso de Crab Apple, que é conhecida por suas propriedades de limpeza e purificação. Se o barulho for um problema, considere o uso de Impatiens, que promove calma e paciência.

<u>Use os Florais de Bach de várias formas</u>: os Florais de Bach podem ser usados de várias formas, dependendo dos estressores ambientais. Eles podem ser usados em sprays, gotas ou cremes para ajudar a purificar o ar ou o ambiente. Você também pode usar os Florais de Bach em combinação com outras práticas de cura ambiental, como aromaterapia, meditação ou feng shui.

<u>Uso Regular</u>: A consistência é fundamental ao usar os Florais de Bach para a cura ambiental. É importante usá-los regularmente e incorporá-los à sua rotina diária. Fazendo isso, você conseguirá manter um ambiente saudável e equilibrado.

<u>Eduque-se</u>: Além de usar os Florais de Bach, é importante educar-se sobre as práticas de cura ambiental. Isso pode incluir aprender sobre jardinagem orgânica, produtos de limpeza naturais ou reduzir sua pegada de carbono. Ao fazer escolhas informadas, você será capaz de criar um ambiente saudável e sustentável para você e para as pessoas ao seu redor.

Use os Florais de Bach como ferramenta na promoção da cura ambiental. Identificando estressores ambientais, escolhendo os Florais de Bach apropriados, usando-os de várias formas, uso regular e educando-se, você pode criar um ambiente saudável e sustentável.

Encontrar um Praticante de Florais de Bach

Embora os Florais de Bach possam ser usados com segurança por qualquer pessoa, pode ser útil trabalhar com um profissional treinado para aproveitar ao máximo sua seleção de remédios e garantir os melhores resultados possíveis. Um profissional pode fornecer orientação sobre os remédios mais eficazes para suas necessidades específicas, ajudá-lo a lidar com possíveis efeitos colaterais ou interações e oferecer suporte contínuo ao longo de sua jornada de cura.

Aqui estão algumas dicas para encontrar um praticante de Florais de Bach:

Verifique o site oficial do Bach Center: O Bach Centre mantém uma lista de praticantes registrados em todo o mundo. Você pode pesquisar por local ou nome para encontrar um profissional perto de você.

Peça recomendações: Se você conhece alguém que usou os Florais de Bach com sucesso, peça uma recomendação. Você também pode pedir recomendações a profissionais de saúde alternativos, como naturopatas ou acupunturistas.

<u>Qualificações de pesquisa e treinamento</u>: Procure um profissional que tenha concluído um programa de treinamento certificado em Florais de Bach. Isso garante que eles tenham recebido educação e treinamento adequados no uso dos Florais de Bach.

<u>Considere a abordagem do profissional</u>: Diferentes profissionais podem ter abordagens diferentes para trabalhar com os Florais de Bach. Alguns podem se concentrar mais em questões emocionais, enquanto outros podem incorporar outras modalidades de cura. Considere qual abordagem se sente mais alinhada com suas necessidades e preferências.

Agende uma consulta: Depois de identificar um profissional em potencial, agende uma consulta para discutir suas necessidades e objetivos. Isso pode ajudá-lo a ter uma noção se o profissional é adequado para você e pode oferecer o suporte e a orientação de que você precisa.

Trabalhar com um praticante dos Florais de Bach pode ser uma parte valiosa de sua jornada de cura. Esteja você buscando apoio para um problema específico ou procurando promover o bem-estar emocional geral, um profissional treinado pode ajudá-lo a navegar no mundo dos Florais de Bach e encontrar os remédios que melhor atendem às suas necessidades específicas.

Perguntas frequentes sobre os remédios florais de Bach

Como acontece com qualquer remédio natural, muitas vezes há muitas dúvidas e equívocos em torno do uso dos Florais de Bach. Aqui estão algumas das perguntas mais frequentes para ajudar a esclarecer quaisquer dúvidas ou preocupações.

1. Os Florais de Bach são seguros?

Sim, os Florais de Bach são completamente seguros e naturais. Eles são feitos de essências florais e não têm efeitos colaterais conhecidos ou interações com outros medicamentos ou tratamentos. No entanto, é essencial observar que os Florais de Bach não devem ser usados como substitutos de tratamentos ou terapias médicas.

2. Quanto tempo leva para os remédios florais de Bach fazerem efeito?

O tempo que os Florais de Bach levam para fazer efeito varia de acordo com o indivíduo e seu estado emocional. Algumas pessoas podem sentir alívio imediato, enquanto outras podem levar alguns dias ou até semanas para notar a diferença. A consistência é fundamental ao usar os Florais de Bach, e é essencial continuar a usá-los regularmente para obter melhores resultados.

3. Os Florais de Bach podem ser usados para crianças e animais de estimação?

Sim, os Florais de Bach são seguros para uso em crianças e animais de estimação. Na verdade, eles podem ser especialmente eficazes para ajudar crianças e animais a lidar com problemas emocionais e estresse. No entanto, é importante consultar um médico ou veterinário antes de administrar Florais de Bach a uma criança ou animal de estimação.

4. Os Florais de Bach podem ser usados durante a gravidez ou amamentação?

Sim, os Florais de Bach são seguros para uso durante a gravidez e durante a amamentação. No entanto, é essencial consultar um profissional de saúde antes de usá-los para garantir que sejam seguros para a mãe e o bebê.

5. Como escolho o Remédio Floral de Bach certo?

Escolher o Remédio Floral de Bach certo envolve identificar o estado emocional ou o problema que precisa ser tratado. Consulte o capítulo dos Florais de Bach para obter mais informações sobre os estados emocionais específicos que cada remédio aborda. Você também pode consultar um Praticante de Florais de Bach para orientação personalizada.

6. Posso usar vários Florais de Bach ao mesmo tempo?

Sim, é possível usar vários Florais de Bach ao mesmo tempo. No entanto, é essencial estar atento a como os remédios interagem entre si e usá-los em combinação apenas sob a orientação de um Praticante de Florais de Bach.

7. Os Florais de Bach podem ser usados juntamente com
    outros medicamentos ou tratamentos?

Sim, os Florais de Bach podem ser usados juntamente com
outros medicamentos ou tratamentos. No entanto, é essencial
consultar um profissional de saúde antes de usá-los em
combinação para garantir que não haja possíveis interações ou
efeitos adversos.

Os Florais de Bach são uma maneira segura e natural de apoiar a
cura emocional e o bem-estar. Ao usá-los em combinação com
autoconsciência, autocuidado e terapia, podemos cultivar
resiliência, crescimento e equilíbrio emocional. Se você tiver
mais dúvidas ou preocupações, consulte um profissional de
saúde ou um praticante de Florais de Bach para obter orientação
personalizada.

Alguns pensamentos

Meu irmão tinha um lindo jardim de orquídeas nos fundos da minha casa. Pela manhã e às vezes no fim da tarde, eu ia até lá e me sentia envolvido pelo suave farfalhar das folhas e pela doce fragrância das flores. Impossível não se encantar com as maravilhas da natureza. Essa mesma natureza nos presenteou com ervas e flores que possuem um incrível poder de cura. Eles fornecem uma maneira natural e gentil de curar nossas emoções e acalmar nossas almas.

Já tendo me aprofundado na história, usos e benefícios de cada um dos Florais de Bach, agora desejo compartilhar com você como você pode se inspirar com esses remédios para levar uma vida mais plena e alegre.

A beleza dos Florais de Bach reside em sua capacidade de nos conectar com nosso eu interior, de nos ajudar a reconhecer e liberar emoções negativas e de nos trazer de volta ao equilíbrio. À medida que avançamos em nossas vidas diárias, é fácil nos envolvermos na agitação do mundo, nos desconectarmos de nosso verdadeiro eu e de nossas emoções mais profundas. Os Florais de Bach nos oferecem uma maneira de nos reconectar com nosso ser mais íntimo e encontrar o caminho de volta para um lugar de paz e harmonia.

Para se inspirar com os Florais de Bach, é importante abordá-los com a mente aberta e vontade de explorar suas emoções. Reserve um tempo para refletir sobre seus sentimentos,

identificar quaisquer emoções negativas que possam estar impedindo você e considerar quais remédios podem ser mais adequados para ajudá-lo a superar essas emoções.

Talvez você esteja lutando contra o medo e a incerteza, incapaz de seguir em frente na vida. Nesse caso, o Florais de Bach Mimulus pode ser exatamente o que você precisa para restaurar sua confiança e coragem.

Ou talvez você esteja se sentindo sobrecarregado e estressado, incapaz de lidar com as demandas da vida diária. O Floral de Bach Rescue pode oferecer uma sensação de calma e equilíbrio, ajudando você a enfrentar os desafios da vida com mais facilidade.

A chave é abordar os Florais de Bach com um senso de curiosidade e admiração, explorar suas qualidades únicas e descobrir como eles podem ajudá-lo em sua jornada pessoal.

Ao começar a incorporar os Florais de Bach em sua vida diária, você pode se sentir mais centrado, mais à vontade e mais sintonizado com suas emoções. Você pode descobrir novos aspectos de si mesmo, novos pontos fortes e percepções que nunca havia reconhecido antes.

Desta forma, os Florais de Bach podem servir como uma ferramenta poderosa para o crescimento e transformação pessoal, ajudando você a levar uma vida mais plena e alegre.

Então vá em frente, abrace a maravilha e a beleza dos Florais de Bach e deixe-os inspirá-lo a novos patamares de bem-estar emocional e realização pessoal.

Conselho

Quero compartilhar com você um conselho valioso, que tem o potencial de mudar sua vida para sempre. Se você está aqui lendo isso, já está no caminho certo, e eu o parabenizo. O conselho que quero lhe dar é este: seja honesto consigo mesmo.

Como terapeuta com anos de experiência, tenho visto inúmeras pessoas lutando com o mesmo problema: tentam esconder ou romantizar sua realidade, pensando que isso tornará as coisas mais fáceis ou menos dolorosas. Mas a verdade é que essa abordagem apenas atrasa o processo de cura e nos impede de alcançar o verdadeiro progresso.

É fácil pensar que ser honesto consigo mesmo significa ser duro ou crítico, mas isso não poderia estar mais longe da verdade. Honestidade é reconhecer nossos pensamentos, sentimentos e comportamentos, tanto os bons quanto os ruins, sem julgamento. Trata-se de aceitar nossas falhas e fraquezas, ao mesmo tempo em que reconhecemos nossos pontos fortes e realizações. Trata-se de ser verdadeiro conosco e com os outros, não importa o quão difícil isso possa ser.

Na entrada do Templo de Delfos, na Grécia antiga, havia uma inscrição que dizia "Conhece a ti mesmo". Pode parecer um conceito simples, mas tem ecoado ao longo da história, através de culturas e tradições. E por um bom motivo: a autoconsciência é a chave para liberar todo o nosso potencial.

Uma das ferramentas mais poderosas para desenvolver a autoconsciência é o registro no diário. Ao anotar nossos pensamentos, sentimentos e experiências, ganhamos clareza e percepção de nosso mundo interior. Começamos a reconhecer padrões e gatilhos e podemos identificar as áreas de nossas vidas que precisam de atenção e cura. E a melhor parte? Você não precisa de nenhum treinamento ou equipamento especial para começar a escrever no diário. Tudo o que você precisa é de papel e caneta (ou um dispositivo digital) e vontade de ser honesto consigo mesmo.

Ao iniciar sua prática de registro no diário, lembre-se de que o objetivo não é ser perfeito ou ter todas as respostas. É simplesmente iniciar uma conversa consigo mesmo e ouvir o que você tem a dizer. Dê a si mesmo permissão para ser vulnerável, explorar seus sentimentos sem julgamento e fazer a si mesmo as perguntas difíceis. E acima de tudo, seja paciente e compassivo. Esta é uma jornada e leva tempo e esforço para desenvolver a habilidade de autoconsciência.

Mas as recompensas valem a pena. Sendo honestos com nós mesmos, podemos viver vidas mais autênticas e gratificantes. Podemos tomar melhores decisões, construir relacionamentos mais fortes e cultivar um senso mais profundo de propósito e significado. Podemos nos libertar das crenças limitantes e das barreiras autoimpostas que nos impedem e podemos assumir nosso poder como criadores de nossas próprias vidas.

Então, meu amigo, peço que você leve este conselho a sério. Seja honesto consigo mesmo e observe como o mundo se abre diante de você. As possibilidades são infinitas e o único limite é aquele que você define para si mesmo.

Você

Agora, terminando este livro, estou cheio de um profundo sentimento de gratidão pela oportunidade de compartilhar meu conhecimento e experiência com você, meu caro leitor. É minha esperança que as informações e insights contidos nestas páginas sirvam para inspirar e capacitar você em sua jornada rumo a uma maior saúde e bem-estar.

Como já discutimos, os Florais de Bach têm uma história rica e uma longa tradição de uso na promoção da cura física, emocional e espiritual. Eles são uma alternativa segura e natural à medicina convencional e podem ser usados em conjunto com outras terapias para alcançar saúde e bem-estar ideais.

Ao longo deste livro, exploramos cada um dos 38 Remédios Florais em profundidade, discutindo suas propriedades individuais, indicações e modos de uso. Também examinamos os princípios e a filosofia por trás dessa poderosa modalidade de cura e aprendemos como selecionar e administrar remédios com base em nossas próprias necessidades e circunstâncias.

Mas a verdadeira beleza dos Florais de Bach não reside apenas em sua eficácia, mas no profundo senso de conexão e empatia

que eles podem promover entre nós e o mundo natural. Ao trabalhar com esses remédios, somos convidados a sintonizar as energias sutis e os poderes de cura das plantas e flores ao nosso redor e a desenvolver uma maior consciência de nossas próprias paisagens interiores e estados emocionais.

Portanto, ao dedicar este livro a você, faço-o com a maior sinceridade e reverência pelo poder transformador dos Florais de Bach. Que sirva como fonte de inspiração e orientação à medida que você continua sua jornada em direção a uma maior saúde, felicidade e integridade. E que sempre o lembre do potencial infinito de cura e crescimento que reside dentro de você, esperando para ser desbloqueado e liberado.

Dedico este livro aos meus pais, Maria Elizabete e Gaspar. Aos meus irmãos Fabio e Denise e seus descendentes, meus queridos sobrinhos e sobrinhas, por ordem de chegada a este mundo: Eduardo, Bianca, Mellanie, Sophia e Nicholas. E a Kerlinton, que se integrou tão bem à nossa família.

Também dedico este livro a algumas pessoas especiais: Lourdinha e Antonieta – amigas, irmãs de caminho, mentoras. E aos queridos que já se foram e aos que ainda estão conosco. Alguns deles, sem os quais eu não seria quem sou: Sollon e Dr. Tsui – os melhores amigos que uma pessoa poderia ter.

A você que chegou até aqui, dedico não só este livro, mas também minhas vibrações mais profundas e positivas. Seja feliz.

Conheça William Camolesi Di Biasi! Ele nasceu em uma família de professores que lhe transmitiram o amor pelo aprendizado e pelos livros desde criança. Passou sua infância cercado pela literatura em uma pequena cidade do interior de Goiás. Mudou-se para a capital, Goiânia, para seguir sua paixão pela psicologia.

Trabalhou por vários anos como professor. Durante esse período, despertou interesse pelas terapias alternativas e descobriu sua verdadeira paixão pela Terapia Holística, que se tornou sua profissão.

A escrita sempre foi uma paixão e, quando jovem participou de competições de escrita em sua cidade. Ele também é membro de Sociedade de Estudos Alternativos e formou-se como acupunturista na Unisaúde IPGU.

Acredita no universalismo e acredita que diversas perspectivas filosóficas podem beneficiar a humanidade. Embora seja um sacerdote em seu caminho religioso, acredita que a fé não deve ser rotulada, e o preconceito, de qualquer forma, é um flagelo para a humanidade.

Além de suas atividades profissionais, William é um filho, irmão e tio amoroso. Valoriza a simplicidade na vida e pratica frequentemente yoga, tai chi e outras atividades que o conectam com a natureza e promovem a paz interior. Seu maior sonho é se tornar pai um dia.

William Camolesi Di Biasi
camolesidibiasi@gmail.com
https://linktr.ee/willdibiasi

Obrigado, por me ajudar a crescer!